BRETONNEAU (1778-1862)

DOCTRINE SPÉCIFIQUE

BRETONNEAU (1778-1862)

LA

Doctrine Spécifique

SES ORIGINES ET SON ÉVOLUTION

PAR

LE Dr JULES COQUERELLE

DE LA FACULTÉ DE PARIS

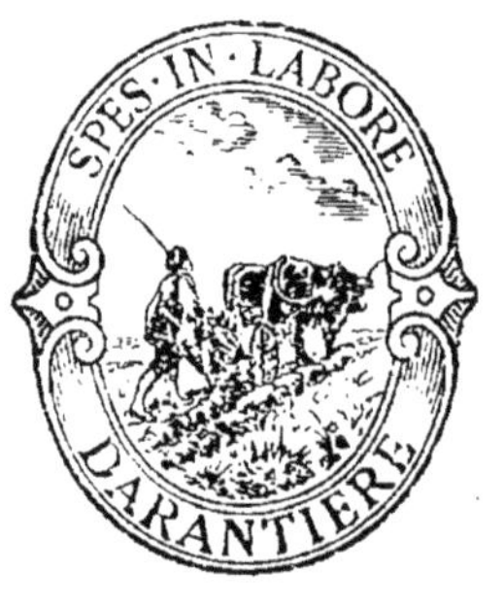

DIJON

IMPRIMERIE DARANTIERE

65, RUE CHABOT-CHARNY, 65

1893

A MON PÈRE

A MA MÈRE

A MES PARENTS

A MES AMIS

A MON PRÉSIDENT DE THÈSE

M. LE PROFESSEUR LABOULBÈNE

Membre de l'Académie de médecine,
Officier de la Légion d'honneur.

A M. LE DOCTEUR CONSTANTIN PAUL

MON PREMIER MAITRE DANS LES HOPITAUX

A MES MAITRES DANS LES HOPITAUX

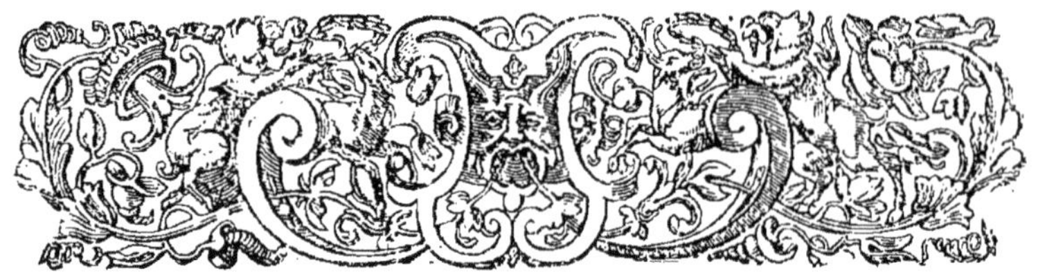

INTRODUCTION

Ce n'est pas un des faits les moins surprenants dans l'histoire médicale de ce siècle, de voir naître, avec la ruine du physiologisme, la notion qui domine la médecine actuelle : la spécificité des maladies. Sur quelles preuves Bretonneau avait pu se baser pour créer l'espèce nosologique et en faire en toute certitude une espèce de la nature, il nous a paru intéressant de le rechercher. A propos de la diphtérite, nous verrons qu'il dégagea cette idée si féconde de preuves historiques, anatomo-pathologiques, cliniques, thérapeutiques. Il eut le don de découvrir empiriquement la spécificité thérapeutique, en dehors de la spécificité des maladies, dont l'intuition du naturaliste avait par-dessus tout surpris les lois biologiques. Sur ces principes repose sa révolution médicale. Nous nous efforcerons de montrer combien nos idées sur la diphtérie, et la dothiénentérie demeurent dans leur expression absolue celles de Bretonneau sur la diphtérite, et la dothiénentérite. Nous verrons que l'espèce nosologique et son virus a fait place à l'espèce bacillaire et sa toxine, et avec quelle précision s'est affirmée l'antisepsie spécifique.

Qu'il nous soit permis, avant d'aborder cette étude, de témoigner notre profonde reconnaissance à nos maîtres dans les hôpitaux, en médecine à M. le Dr Constantin Paul, à M. le Dr Marie, en chirurgie à MM. les professeurs Lefort et Le Dentu et à M. le Dr Picqué, en obstétrique à M. le professeur Tarnier et M. le Dr Tissier.

Nous devons remercier spécialement M. le Dr Maygrier. Puisse son ancien externe de la Pitié avoir toujours présents à la pensée ses enseignements de clinique obstétricale. Ce qu'il n'oubliera point c'est son extrême et particulière bienveillance.

Nous remercions M. le professeur Laboulbène d'avoir bien voulu nous donner ses éminents avis sur les idées que nous avons soutenues dans notre thèse. Ses conseils et ses encouragements ont singulièrement allégé notre tâche. C'est pour nous la plus douce et la meilleure des récompenses. Nous l'en remercions du plus profond du cœur. Nous lui témoignons toute notre gratitude d'avoir daigné accepter la présidence de notre thèse.

« *L'ontologisme est l'affirmation d'entités indéfinissables, d'êtres fictifs, produits de je ne sais quelles imaginations égarées, qui ne trouvant aucune base solide dans la médecine de l'antiquité se sont flattées d'y suppléer par la création de ridicules chimères.* »

(Broussais, *Examen des Doctrines 1816*).

DIVISION DU SUJET

Notre travail empruntera ses divisions aux quatre séries de preuves par lesquelles Bretonneau réfuta les affirmations de Broussais (1826) et démontra la spécificité. Nous traiterons dans :

1) *un premier chapitre les preuves historiques*
2) *un second — — anatomopathologiques*
3) *un troisième — — cliniques*
4) *un quatrième — — thérapeutiques.*

Avec la démonstration de la spécificité des maladies, l'ontologisme reprend ses droits méconnus sur le physiologisme.

Des digressions nombreuses au cours de cette étude nous permettront d'établir un rapprochement des conceptions de Bretonneau et de Trousseau avec les acquisitions de la science actuelle.

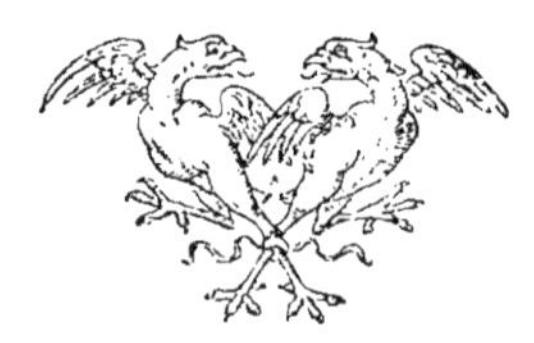

TÉMOIGNAGES HISTORIQUES

Versé dans la connaissance des anciens, familiarisé avec leurs doctrines, Bretonneau avait saisi tout ce qu'elles renferment d'idées larges et profondes ; de là tant d'insistance pour interroger l'histoire et en dégager la philosophie : C'est dans Arétée que se trouve la première description de la phlegmasie diphtéritique. Cette maladie était fréquente en Egypte et en Syrie, de là les noms d'ulcère syriaque et œgyptiaque. Sans doute elle n'était pas chose nouvelle pour l'auteur qui en a retracé à la postérité une peinture saisissante : « ulcera in tonsillis fiunt, aliqua mitia, aliqua pestifera, necantia; pestifera autem sunt lata, cava, pinguia, quodam concreto humore albo, livido, aut nigro sordentia. Quod si concreta illa sordes altius descenderit, affectus ille eschara est, atque ita græcè vocatur, latinè crusta : crustam vero circumveniunt rubor excellens et inflammatio, et exiguæ raræque pustulæ orientes, hisque aliæ supervenientes in unum coalescunt, atque indè latum ulcus efficitur. Id si interim in os dépascendo serpit, ad columellam usque pervenit, linguam etiam occupat et gingivas : dentesque indè labefactantur et denigrescunt... In collum etiam phlegmone erumpit... atque isti haud ità multis diebus intereunt. At si pectus per arteriam id malum invadat, illo eodem die strangulat. Pueri usque ad pubertatem maximè hoc morbo tentantur. » Et plus loin il rend avec un rare bonheur les angoisses de l'asphyxie croupale : « Tussis, spirandique difficultas enascitur, et modus vero mortis quàm miserrimus accidit. Pallida his seu livida facies, tristantur cùm tonsillæ comprimuntur cùmque decumbunt, surgunt ut sedeant, decubitum non ferentes : quod si sedent, quiete carentes iterùm decumbere coguntur ; plerùmque recti stantes obambulant, nàm quiescere nequeunt. Inspiratio magna est, expiratio vero parva ; raucitas adest, vocisque defectio. Hæc signa in pejus ruunt cum subito in terram collapsis anima deficit. » On ne peut méconnaître, dans cette page animée, la diphtérite gingivale, l'angine maligne, le croup, « ces mêmes objets enfin, que Bretonneau va s'efforcer de retracer avec une froide et sévère exactitude ». Aëtius d'Amide commente Arétée deux ou trois siècles plus tard. Faute d'observateurs, sans doute, l'histoire est muette jusqu'à Macrobe (an 380). On sacrifie à la déesse Augerone « ut populus romanus morbo, qui angina dicitur promisso voto, sit liberatus. » Il est probable que, par sa marche insidieuse et la multiplicité de ses déterminations, le mal se sera soustrait à l'observation. Baillou, rendant compte de la constitution hyémale de

1576, parle d'une affection « orthopnoïque » qui enleva à Paris un grand nombre d'enfants et d'adultes. Il semble bien qu'il s'agit de l'angine maligne. Dès la fin du XVIe siècle, l'épidémie diphtéritique fait une constante apparition sur l'un et l'autre continent. Pendant quarante années, elle décime l'Espagne. Plus tard le fléau exerce ses ravages en Italie. En deux ans, la ville de Naples se dépeuple. Les épidémies se font moins générales et moins prolongées. L'Angleterre, la France, la Suède, lui paient un large tribut. En Amérique, New-York et Philadelphie sont surtout éprouvés. Cette maladie termine les jours du célèbre Washington. A partir de cette même époque, on commença à voir dans la même affection deux maladies distinctes : le croup et l'angine maligne suivant la prééminence des symptômes de l'un et de l'autre. « Et maintenant, ajoute Bretonneau, elle devient si fréquente, qu'à des époques très rapprochées et à de grandes distances de lieu, je la vois atteindre trois individus de la même famille, l'enfant dont la mort a provoqué le concours sur le croup, sa mère qui est restée longtemps affectée de la gangrène scorbutique des gencives, et sa grand'mère, l'ex-impératrice Joséphine, dont les derniers instants ont été précédés de suffocation, d'aphonie et de tous les autres symptômes de l'angine maligne. » Il est impossible de contester l'identité entre la plupart de ces épidémies, mais de par l'histoire, Bretonneau tient à démontrer la fréquence de la complication croupale, dernier terme des angines malignes. Les témoignages sont explicites. En Espagne, l'affection se nomme garotillo, le malade mourant comme étranglé par une corde ; à Naples, c'est le mal du tuyau, le mal de la trachée « malè in canná », les synonymes abondent dans le même sens, « passio anginosa, affectus suffocatorius, laqueus gutturis præfocans pueros, abscessus, morbus strangulatorius ». Au reste les plus formelles déclarations ne laissent pas l'ombre d'un doute ; le médecin de Philippe II signale le caractère insidieux de l'affection, il la rapproche de plus grands désordres dont la guérison est beaucoup plus facile. « Non multùm fidere oportet, si febris mox non appareat aut succrescat, nam sæpè citius suffocat affectio, quam si febris succendatur. » Il insiste sur la malignité de cet état fébrile peu marqué. L'embarras de la déglutition se double d'une gêne respiratoire et vocale « cum pectoris et dorsi dolore... ac veluti compressione suffocante ;... cum vocis et loquelæ vitio quibus etiam accedit sublimis respiratio, et alta spirituum revulsio, cum maximá nasi distensione pinnarum variis ulcerum coloribus, fetore, » etc. Il revient plusieurs fois sur le gonflement des ganglions lymphatiques (pestiferi morbi naturam redolens) et du tissu cellulaire des parties latérales du cou. L'évidence des manifestations croupales est marquée dans cette citation avec une grande netteté. Tout y est souligné, troubles de la phonation et de la respiration. Hérédia décrit des épidémies semblables vingt ans après dans son traité ex professo, « De anginâ malignâ ». Le mal n'a pas changé d'aspect. — En Italie, deux observateurs, Sgambati et Carnevale, ont surtout décrit l'épidémie qui marque l'aurore du XVIIe siècle. Dans son « *De Epidemico strangulatorio affectu* », Carnevale décrit de tous points une épidémie pareille à celle de Tours. En juin 1618, dans un marché de Naples, nommé Chiaia, l'affection au voisinage de la mer se mit à sévir..., les enfants mouraient « morbo quodam medicis incognito jugulatos, sed oris internas partes tentante et apprehendente ». Ils mouraient par strangulation et suffocation. C'était moins une angine qu'une strangulation asphyxique « ulcera et inflammatio viam ingredientis, egredientisque aëris impediunt, arctant et claudunt. » Carnevale insiste sur cette physionomie que nous nommerions croupale ; il traite des divers aspects que la maladie offre dans le pharynx et de sa transmission aux fosses nasales, etc., etc... Comme Arétée, il recourt aux topiques. En 1620 Francis Nola publie un traité sur la question. C'est un médecin qui écrit en poète pour le seul plaisir de « s'exercer ». Il s'excuse de sa jeunesse ; sa description n'en est pas moins conforme à celle de Carnevale, et les auteurs paraissent avoir écrit à l'insu l'un de l'autre. En 1632 Marc. Ant. Alaymus publie son « *De Ulceribus syriacis* ». « Ulcère syriaque » peut, dit l'auteur, s'appliquer à toutes les formes de la maladie, « comme mal français » s'adresse aux manifestations variées de la syphilis. Il préfère cette appellation générale. Les traits caractéristiques de l'affection qui régnait à Palerme n'appartiennent pas moins au croup qu'à l'angine maligne : « et ut unico prognostico multa concludamus, si difficultas spirandi... si œgri decubitum non ferant, sed sedere cogantur et si sedentes non quiescant ; si vox rauca et interclusa eis fiat, magnam quidem viarum spiritûs interclusionem et subitam animæ exsolutionem, hæc omnia significant. » Il semble, dit Bretonneau, que l'auteur paraphrase Arétée pour mieux faire sentir la justesse de sa description! Vers la même époque, Cortésius décrit une épidémie semblable aux épidémies antérieures. Le sénat de Messine demande une enquête post mortem. Cortésius l'assure de son inutilité, « il lui suffit de faire ouvrir la bouche pour reconnaître la gangrène qui affecte les tonsilles et toutes les parties de l'arrière-bouche! » Martin Ghisi observe à Crémone (1747). Il assigne à l'affection les mêmes symptômes qui l'avaient caractérisée au siècle dernier. Dans les prétendus croups épidémiques de Cullen et Crawford, Michaëlis de Gœttingen découvre de vraies angines malignes. Peut-être les deux affections étaient-elles associées amenant la confusion? Toutes ces observations montrent l'identité du croup et de l'angine maligne. Samuel Bard (1771) a vu « sur plusieurs enfants de la même famille des concrétions épaisses coriaces, se former sur les amygdales, se propager du pharynx à la trachée et au moment de cette transmission tous les symptômes du croup éclater. » Il a observé sur des adultes la même série de phénomènes. Cette identité est l'évidence. Inutile de mettre « un intérêt d'amour-propre à la défense de la vérité ». Quant à la maladie décrite par Fothergill dans les épidémies d'Angleterre (1747), aux maux de gorge gangréneux vus à Plymouth par Huxham (1751), il s'agissait de scarlatine angineuse. Marteau de Grandvilliers, médecin à Aumale (1768), publia la relation des maux de gorge gangréneux qu'il avait observés en Picardie. Comme Fothergill et Huxham, il confondit les angines scarlatineuse et diphtéritique. La dissertation de Samuel Bard, identifiant le croup et l'angine maligne est de 1771. Depuis cette époque l'observation relève la réunion de ces deux affections. Le croup n'est que la trop fréquente complication de l'angine ! La singulière affinité des deux maladies est une présomption en faveur de leur identité. Ainsi, au travers des âges, depuis Arétée jusqu'à Samuel Bard, la maladie n'a pas changé d'aspect. Sa physionomie est univoque. Ses allures varient peu. Les descriptions des auteurs espagnols, italiens, américains, français, danois, etc..., la vieille et classique description d'Arétée sont encore d'une frappante actualité ; on les croirait faites, pleines de vérité et d'à-propos, d'après les épidémies de Tours, de la Ferrière et de Chenusson. C'est un même génie épidémique qui se dévoile dans Arétée, Baillou (1576), Mercatus, Heredia, Sgambati, Carnevale, Franc. Nola, Alaymus (1632), Cortésius, Ghisi (1747), Rosen, Fothergill, Huxham (1751), Samuel Bard (1771), qu'il s'agisse de l'antiquité, du moyen âge, de l'époque moderne, que le théâtre de l'épidémie soit l'Espagne, l'Italie, la France, l'Amérique, l'Angleterre, l'Allemagne, le Danemark, comme au temps d'Arétée c'était l'Egypte et la Syrie. N'est-il pas évident de par l'histoire que le croup et l'angine maligne sont identiques ? La gangrène scorbutique des gencives (stomacace des anciens, fégarite des Espagnols) se rattache à la même cause. Elle n'a rien de scorbutique. Les topiques en ont eu raison aux mains d'Arétée et de van Swieten, qui l'ont vue associée à l'angine maligne. Une cause générale rapproche et domine toutes ces manifestations. Les temps, les lieux, les idées, n'y font rien. La maladie offre une manière d'être spéciale, fixe et comparable. Le fatalisme étonne. Le paganisme sacrifie à ses dieux pour détourner leur courroux. Le moyen âge, cet âge d'or de la superstition, croit voir dans de terribles épreuves l'intervention divine. Une telle constance dans les manifestations diphthéritiques est une présomption en faveur de leur identité. Elle amène fatalement l'esprit et l'élève à la notion souveraine d'une inconnue « quid divinum ». C'est un desideratum, que la science est appelée à éclairer. Bretonneau trouvait un solide plaidoyer historique en faveur de la spécificité des maladies.

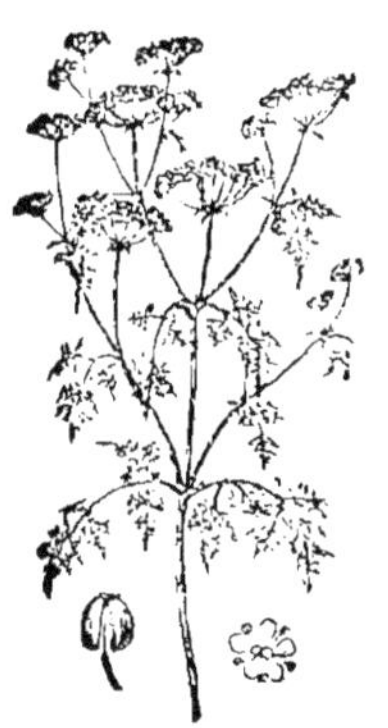

PREUVES ANATOMOPATHOLOGIQUES ET CLINIQUES

Grâce à cet exposé historique, on a pu se convaincre que les auteurs de tous les âges étaient parfaitement renseignés sur les manifestations symptomatiques de la diphtérie. Pour avoir des notions vraiment exactes, il leur manquait les lumineuses ressources de l'anatomie pathologique. On ne soupçonnait point l'utilité de l'ouverture des corps. Dans une épidémie de Messine, Cortésius n'avait-il pas répondu au sénat que cette ouverture des corps serait absolument inutile? Morgagni, Bichat, proclamèrent enfin la nécessité de l'investigation cadavérique, pour l'étiologie et la localisation des maladies. Leur exemple trouve de rares imitateurs. En 1804, Prost rappelle en vain ces enseignements; il écrit en enfant perdu une œuvre qu'on n'apprécie pas. Il attire l'attention sur les lésions intestinales des fièvres graves. Il soupçonne la cause et attribue la mort à un excès de phlegmasie. Ce travail fait germer dans l'esprit de Broussais sa fameuse doctrine. Broussais s'affirme, il fait école, il fausse l'anatomie pathologique, il y trouve des preuves spécieuses en faveur de ses idées doctrinales. Bayle, Laennec, analystes sévères, constatent les faits nécroscopiques. Ils les interprètent avec une froide et rigoureuse exactitude. Broussais, taxé d'hérésie, attribue à l'anatomie pathologique un intérêt de curiosité. Il en est réduit à diffamer ceux qu'il appelle « des ouvreurs de cadavres ». La restauration que Laennec opère dans le domaine des maladies chroniques, Bretonneau va l'entreprendre dans les maladies aiguës. C'est sur le terrain anatomopathologique que Broussais se dépouille de son prestige, sinon de ses illusions; sur ce terrain se fait la ruine fatale de la « Médecine physiologique ». Bretonneau profite de l'épidémie de Tours (nov. 1818-1820) pour s'édifier sur les « maux de gorge gangréneux » : la première observation est pleine d'intérêt : « enfant de cinq ans, nécropsie au bout de huit heures ; le voile du palais est d'une teinte grise noirâtre jusqu'à la hauteur de la voûte palatine ; la décomposition putride de la surface des amygdales paraît encore plus avancée ; les escarres s'étendent de l'ouverture gutturale des fosses nasales à la naissance de l'œsophage ; elles pénètrent dans la glotte où elles prennent une teinte d'un blanc mat ; leur circonscription est marquée par une vive rougeur, la membrane muqueuse de la trachée n'offre aucune trace d'inflammation, une petite quantité de mucus est accumulée près de la bifurcation des bronches. Cette altération gangréneuse, qui s'est étendue avec tant de rapidité, a si peu gagné en profondeur, que le voile du palais, divisé d'avant en arrière, présente une coupe vermeille entre deux lignes grises, tout à fait superficielles. La fétidité qu'exhalait le malade avait cessé de se faire sentir après la mort. » Cette nécropsie nous montre combien Bretonneau fut frappé par ce prétendu « mal de gorge gangréneux ». Evolution rapide, lésions superficielles et étendues, pas d'envahissement dans la profondeur, peu de fétidité, absence de cause locale appréciable, voilà tout au moins une singulière gangrène ! « la préoccupation d'une affection gangréneuse l'emporta sur l'évidence ». Le doute fut le premier fruit de cette observation. L'examen fut d'ailleurs pratiqué à la hâte, la nuit, en présence des parents : « leur morne douleur lui inspirait la crainte d'avoir déjà porté trop loin le zèle de la science ». Une seconde et une troisième autopsie l'éclairent. La prétendue gangrène n'a rien de gangréneux, l'anatomie pathologique l'en convainc matériellement. En continuité avec les fausses escarres du pharynx, Bretonneau découvre « un tuyau de substance membraniforme, blanc, souple, élastique, consistant, adhérant faiblement à la muqueuse et s'étendant du larynx aux divisions bronchiques ». Le doute ne lui semble pas permis : le croup est dû à cette fausse membrane tubulée des voies aériennes. Le corps du délit est flagrant. Avec une pince à disséquer, on détache ces fausses membranes « simplement appliquées ». Du côté de la muqueuse, il n'y a aucun vestige de sphacèle, tout se borne à une rougeur inflammatoire, moins marquée dans la trachée. En face de ces manifestations variées, s'agit-il du croup ? de l'angine maligne ? l'un et l'autre sont-ils associés ? La réponse vient de l'anatomie pathologique, « ce sont les formes variées d'une seule et même espèce de phlegmasie ». La fausse membrane, partout identique à elle-même, résume l'unité de la phlegmasie spécifique. Dans aucune autopsie il ne peut relever trace de gangrène, dans un tiers des cas, les concrétions membraniformes dépassent la trachée ; dans un neuvième, elles se généralisent aux derniers ramuscules des bronches ; sur cinquante-cinq nécropsies, une seule fois il a rencontré « des fausses membranes dans la trachée sans qu'il se soit trouvé des concrétions ni sur les tonsilles, ni sur tout autre point du pharynx ». L'asphyxie est due à l'extension laryngobronchique des pseudomembranes. Dans cette même épidémie de Tours, sur une femme atteinte d'angine maligne, il trouve un ulcère couenneux de la conque et du conduit auditif externe. De la similitude entre les ulcères cutané et pharyngien, il conclut à l'identité. Les mêmes pseudomembranes se développent sur les plaies vésicantes, c'est la diphtérie cutanée, vue autrefois par Staar et par S. Bard. Bretonneau s'en souvient. Il observe, compare et juge. Rien dans cette épidémie de Tours n'échappe à son génie d'observation, éclairé par les lumières de la nécroscopie. Il s'étonne que, dans une première autopsie, l'évidence de la vérité ait pu lui échapper : « A quel point la prévention n'offusque-t-elle pas le jugement ? » La vérité est évidente à ses yeux. Les déterminations de la pseudogangrène ont beau être multiples, elles ne laissent pas d'être toutes caractérisées par une anatomie pathologique particulière, uniforme, comparable. L'identité des lésions pseudomembraneuses est frappante, l'histoire le proclame, elle se tire avec une netteté autrement probante de leur rapprochement et de leur simultanéité. La fausse membrane est le dernier mot de la nécropsie, elle crée « l'unité macroscopique » de la diphtérie. Elle est aujourd'hui la marque de la pullulation microbienne, la signature de l'infection locale; au foyer infectant s'élabore le virus dont la dissémination seule donne lieu aux phénomènes généraux. Avec la plus haute clairvoyance, Bretonneau avait vu dans la diphtérite une infection « éminemment locale » d'où la diffusion d'un virus se généralise; il avait vu, dans un premier stade, l'infection, dans un second stade, l'intoxication. Dès le principe, la pseudomembrane forme le foyer virulent spécifique, mais il savait que cette grossière lésion est réductible. Au-dessus de cette spécificité tangible de l'autopsie, plane une autre spécificité, insaisissable, d'ordre nosologique. Aussi s'évertua-t-il à tirer de la fausse membrane sa spécifique raison d'être? En vain, Bretonneau recourt à la chimie. Elle ne peut différencier les concrétions croupales des produits albumineux et fibrineux. En dernière analyse, tout en pressentant l'épine spécifique, Bretonneau s'en tient à la nature fibrineuse de l'exsudat diphtérique. Aussi impuissants que les chimistes à donner le secret de la bactériologie, les histologistes se perdirent en discussions sur la fausse membrane. Dans l'exsudat pharyngé, surtout au début, on peut trouver des cellules épithéliales pavimenteuses.

L'Ecole allemande a exagéré outre mesure l'importance de l'épithélium dans sa formation, Bretonneau avait clairement vu : c'est la fibrine qui est l'élément principal de la fausse membrane. L'étude des fausses membranes de toute espèce vint singulièrement ajouter au trouble des idées sur la question à résoudre : « La nature spécifique des pseudomembranes diphtérique et diphtéroïdes. » La bactériologie a mis un terme à des discussions oiseuses. Les agents des pseudodiphtéries sont nombreux : « staphylococcus pyogenes, staphylococcus aureus, pneumococcus, etc. Un seul bacille engendre la fausse membrane diphtérique : le bacille de Klebs Lœffler, qui crée l'unité spécifique de l'infection diphtérique. Pour distinguer la diphtérie des pseudodiphtéries, la recherche du bacille de Lœffler s'impose, le critérium de vraie certitude est la paralysie toxique que donne la clinique et produit l'expérimentation. A côté du vrai bacille, Lœffler en signala un autre, analogue par sa morphologie, dissemblable par son innocuité. On le trouve dans les gorges saines et dans toutes les angines. MM. Roux et Yersin n'ont pu le rendre virulent, en s'inspirant des recherches de Pasteur sur l'atténuation et l'exaltation des virus. Ils n'en admettent pas moins l'identité probable des bacilles diphtérique et pseudodiphtérique. Cette identification fait songer à l'identité également possible des bacilles typhique (d'Eberth) et pseudotyphique (Bacterium coli commune), ce dernier étant, dans l'état de santé normal, l'hôte aussi vulgaire de l'intestin que la bactérie pseudodiphtérique l'est de la gorge. C'est un bénéfice considérable pour la prophylaxie de pouvoir dissiper ces doutes étiologiques, l'asepsie des muqueuses buccale et intestinale peut nous mettre en garde contre la virulence possible de ces parasites, subordonnée à des influences encore obscures !!... mais pour être vraies, les doctrines de Bretonneau, inspirées par la clinique, contrôlées par l'autopsie, n'attendent plus de la bactériologie son éclatante sanction. La démonstration est faite, la lumière ne peut se faire plus satisfaisante, que l'avenir confirme ou non l'identité des vrais et faux bacilles diphtéritiques et dothiénentéritiques. D'intuition, Bretonneau avait vu que la « fausse membrane » dans la diphtérite et le « bouton » dans la dothiénentérite, relèvent d'une épine nosologique spécifique, d'un irritamentum specificum, comme ils relèvent, à l'heure actuelle, d'une épine bacillaire spécifique ; d'intuition, il était allé droit aux « virus » que la toxicologie microbienne vient à peine d'isoler. Avec une souveraine justesse, il jugea l'ensemble des faits qu'offrit à son observation l'épidémie de Tours. Il y établit la fréquence relative des manifestations de la diphtérie, il insista dans ses observations sur ses constants progrès de l'arrière-bouche vers les bronches. Son apparition primitive dans le larynx lui parut rare ; « combien de fois n'a-t-il pas dû arriver que l'affection des tonsilles et de l'isthme du gosier ait été méconnue lorsque les symptômes du croup avaient seuls fixé l'attention. Sans angine maligne préalable, les croups d'emblée s'expliquent par la présence du bacille (Lœffler) dans la salive. Trop souvent, comme le remarque le médecin de Tours, ils succèdent à une diphtérie fruste de la gorge. Bretonneau avait analysé les faits à l'exemple de Laennec, avec une froide et sévère exactitude. La clinique et l'anatomie pathologique n'ont fait que confirmer la légitimité de ses conclusions générales. Après l'épidémie de Tours, ses idées sont fixées, mais, douteur par méthode, il voudra sans cesse observer. Il « multipliera les observations et comparera ». Il n'omettra aucune occasion de le faire, car, a dit Laennec, « c'est en suivant les changements d'aspect de chaque lésion morbide (diphtérite dans le cas particulier), dans des temps et dans des lieux différents (témoignages historiques), qu'il est possible de constater les altérations qui appartiennent à une seule et même maladie ». Le doute philosophique le poursuit dans toutes ses investigations anatomopathologiques. Les conclusions qu'il tire des nécropsies de Tours (1818-20), il les soumet au contrôle des épidémies de la Ferrière (1824 1825) et de Chenusson (1825-1826). Pour s'adonner à d'aussi patientes recherches d'anatomie pathologique, malgré leur utilité reconnue, malgré les richesses acquises à la science par les Morgagni, les Bichat, les Bayle, les Laennec, il eut à éprouver des résistances. L'autorité civile et religieuse fut conciliante, mais l'envie prit ombrage et lui créa des difficultés. On en vint à prétendre (jusqu'où ne va pas la mauvaise foi et la sottise !) que les lésions décrites par Bretonneau dans la dothiénentérite existaient dans sa seule clientèle nosocomiale ! En ville, dans la clientèle des médecins, les choses se passaient autrement ! Velpeau nous a dit quel esprit de discorde divisa le monde médical de Tours. Les uns (c'était le plus grand nombre) mirent tout en œuvre pour dénigrer,les autres pour l'emporter quand même. Avec son école, Bretonneau entreprit de fouiller le cimetière ; de ceux que Broussais avait qualifiés d'« ouvreurs de cadavres », l'ardeur de la lutte fit momentanément des profanateurs de sépultures. La cause était en jeu. « Cependant, dit Velpeau, il le faut, la question l'exige,en vaut la peine... ; aller au cimetière à l'insu des vivants, la loi, les gardiens de la cité le défendent... ; le jour, c'est impossible, mais après le couvre-feu, l'autorité, à demi prévenue, peut, en faveur des motifs, dormir ou faire semblant de dormir. On se risque donc. Nous voilà chaque nuit armés d'échelles, escaladant des murs comme des malfaiteurs. Trente-six autopsies sont ainsi obtenues dans l'espace de quelques mois ; à diverses reprises, on se doute de nos profanations ; plus d'une fois même, les habitants effrayés tirent sur nous, à tel point qu'il m'en reste un grain de plomb à certain lieu, à moi qui lui servais de complice dans ses évolutions nocturnes. Mais aussi le bien fait, la question scientifique se trouvant ainsi résolue, ne laissèrent pas l'ombre d'un doute ; la maladie avait produit des lésions parfaitement identiques à l'hôpital et à la ville. » Lors des épidémies de dothiénentérite, Bretonneau passait ses journées entières à l'hôpital, observant et autopsiant lui-même, avec cette patience admirable que donne à l'homme le seul amour de la vérité. Il puise scrupuleusement dans le cadavre les matériaux indispensables au triomphe de sa doctrine. Son génie en tira d'irrésistibles arguments en faveur de la spécificité des maladies. Cette grande idée lui est venue de sa nature intuitive: « Cequi importe dans les maladies, c'est avant tout la qualité de l'inflammation, bien plus que la quantité. Il est des espèces nosologiques, comme il est des espèces animales et végétales, les maladies sont spécifiques. » Cette notion révolutionnaire, il l'introduit en médeeine avec une certitude absolue par son traité « *Des inflammations spéciales*, etc... » Ses recherches sur la diphtérite lui servent de prétexte à une profession de foi doctrinale. Les témoignages historiques lui ont prouvé la spécificité, l'anatomie pathologique le démontre: « la spécificité de l'inflammation, bien plus que son intensité, bien plus que la nature du tissu qui en est le siège, influe sur le trouble que chaque lésion inflammatoire apporte dans les fonctions. C'est à la spécificité de l'inflammation que se rapportent la durée, la gravité et le danger de la plupart des pyrexies. Aucun tissu peut-être n'est passible d'un seul mode inflammatoire, mais les inflammations diverses dont l'enveloppe tégumentaire externe peut être affectée offrent, sans contredit les différences les plus multipliées et les plus remarquables. Pour peu qu'on y prête attention, on sera également convaincu que le tissu muqueux, organe tégumentaire interne, est aussi le siège de phlegmasies extrêmement diversifiées ». Cette notion de la spécificité généralisée à toute la pathologie... Trousseau, au nom de son maître, la développera avec le charme de sa merveilleuse éloquence. Elle inspirera ses plus belles pages sur la diphtérie, les fièvres éruptives, etc..., son magistral chapitre de la spécificité..., de la contagion, toutes ces notions générales enfin, qui sont de Bretonneau. Le médecin de Tours va nous donner maintenant sur le vivant les caractères spécifiques de la diphtérite. Il signale l'ulcération tonsillaire et l'adénite, la tuméfaction sous-maxillaire, hors de proportion avec le peu d'intensité et d'étendue de la phlegmasie, « la rougeur de la muqueuse, sans épaississement de tissu, si superficielle avec exsudation concrète, abondante, tient à un mode inflammatoire particulier. » Il développe une pensée sur laquelle Trousseau reviendra maintes fois dans ses cliniques, sous une forme ou sous une autre. « Je vois, dans cette inflammation couenneuse, une phlegmasie spécifique, aussi différente d'une phlogose catarrhale que la pustule maligne l'est du zona, une maladie plus distincte de l'angine scarlatineuse que la scarlatine elle-même l'est de la petite vérole ; enfin une affection morbide sui generis, qui n'est pas plus le dernier degré du catarrhe que la dartre squameuse n'est le dernier degré de l'érysipèle ». Et il décrit les caractères spécifiques de l'angine maligne : « au début de la maladie, on aperçoit une rougeur circonscrite, qui se recouvre de mucus coagulé, demi-transparent ; cette première couche simple, souple, poreuse, peut être encore soulevée par des portions de mucus non altéré, de manière à former des vésicules. Souvent, en peu d'heures, les taches rouges s'étendent sensiblement de proche en proche, par continuité ou par contact à la manière d'un liquide qui s'épanche sur une surface plane, ou qui coule par stries dans un canal. La concrétion devient opaque, blanche, épaisse, elle prend une consistance membraniforme ; à cette époque, elle se détache facilement et n'adhère à la membrane muqueuse que par des prolongements très déliés de matière concrète, qui pénètrent dans les follicules mucipares. La surface qu'elle recouvre est ordinairement d'une teinte légèrement rouge, pointillée de rouge plus foncé, cette teinte est plus animée à la périphérie des taches. Le mode de circonscription des taches diphtéritiques présente des différences qu'il importe de noter dans la pratique. Tantôt une rougeur intense accompagnée de tuméfaction, cerne ces taches : « crustam vero circumveniunt rubor et inflammatio ». Tantôt la concrétion plus mince, demi-transparente, s'étend rapidement, ne paraît point cernée. Au lieu de former à la surface des tonsilles des couches couenneuses qui prennent l'aspect d'une profonde ulcération, elle les recouvre, elle les enveloppe ; dans ce dernier cas, le danger de son extension et de sa propagation dans les voies aériennes est encore plus à redouter. Je me suis quelquefois servi de l'épithète « enveloppantes » pour désigner cette disposition des concrétions pelliculaires. Si la fausse membrane, en se détachant, laisse à découvert la surface muqueuse, la rougeur qui semblait s'éteindre sous la concrétion se ranime, les points d'un rouge plus foncé laissent transsuder du sang, l'enduit concret se renouvelle et devient de plus en plus adhérent sur les points qui ont été les premiers envahis ; il acquiert souvent une épaisseur de plusieurs lignes et passe du blanc jaunâtre au fauve, au gris, au noir. En même temps la transsudation du sang devient encore plus facile et elle est la source de ces stillicidia qui ont été si généralement notés par les auteurs. Maintenant l'altération des surfaces organiques est plus apparente que dans le principe ; souvent des parcelles de matière concrète sont épanchées dans la substance même du tissu muqueux. On observe aussi une légère érosion et quelquefois des ecchymoses dans des points qui, par leur situation, sont exposés à quelques frottements ou sur lesquels l'ávulsion des fausses eschares a été tentée. C'est surtout vers cette époque que les concrétions qui se corrompent exhalent une odeur infecte. Si elles sont circonscrites, le gonflement œdémateux du tissu cellulaire environnant les fait paraître enfoncées, et sur ce simple aperçu, on serait tenté de croire qu'on a sous les yeux un ulcère sordide avec une perte de substance considérable. Si, au contraire, elles sont étendues sur de larges surfaces, elles se détachent en partie, pendent en lambeaux plus ou moins putréfiés et simulent le dernier degré du sphacèle ; mais qu'on ouvre le corps de ceux qui, après quelques jours de maladie, succombent à la diphtérite trachéale, on trouvera dans les canaux aérifères toutes les nuances de cette inflammation, depuis son premier degré sur les parties récemment envahies, jusqu'à celui qui est le plus propre à faire illusion par l'aspect d'une altération gangréneuse sur celles qui l'ont été primitivement. Si on a vu quelquefois la gangrène survenir dans des affections inflammatoires qu'elle ne termine point ordinairement, si elle peut être, par exemple, la conséquence d'un chancre syphilitique, je ne conçois pas pourquoi, dans quelques circonstances, elle ne succéderait pas à l'inflammation diphtérique, mais ce cas doit être fort rare, puisqu'il ne s'est pas présenté une seule fois dans plus de cinquante ouvertures de cadavres. » On voit que loin de nier la possibilité de la gangrène, Bretonneau l'admet comme parfaitement rationnelle, quoi que disent encore des auteurs. Que la lésion gangréneuse se soit trouvée exclue de ses nécropsies, qu'il ait méconnu sa présence et la chose est plus probable, Bretonneau s'était peu mépris à cet égard. La gangrène survenant dans le cours d'une angine couenneuse est l'exception ; on la retrouve néanmoins dans les formes malignes. La méprise est bien légère, d'autant plus que la gangrène est le produit d'une infection secondaire. Après avoir décrit en détail les caractères spécifiques objectifs de la diphtérite, Bretonneau dégage quelques données étiologiques : les caractères des fausses membranes sont partout identiques, la disparité des muqueuses n'y est pour rien. Qu'importe à la graine le terrain où elle fructifie ; le virus diphtéritique n'en aime pas moins volontiers certains points. La tonsille est son siège de prédilection. La détermination gingivale est la plus rare. Chez les militaires de la légion de Vendée, elle était attribuable à l'emploi de vases communs. Les muqueuses de la langue, de l'œsophage surtout sont le moins atteintes. La diphtérie de la peau n'est pas primitive ; elle exige la préalable dénudation de l'épiderme. Telles sont les réflexions étiologiques que suggèrent à l'observation les épidémies successives de Tours, de la Ferrière et de Chenusson. Le pronostic de l'affection est grave si la diphtérite est au pharynx, elle est bénigne si elle est aux gencives. Il n'y a pas le moindre rapport de danger entre ces deux déterminations. La critique dira plus tard : cela tient à ce que, en réalité, il n'existe entre elles nulle relation de causalité et d'identité. Nous y reviendrons plus loin. La diphtérite tend d'ailleurs à décroître ; il en est de cette infection comme de la syphilis, malgré la différence des deux infections, d'une part essentiellement aiguë, de l'autre, essentiellement chronique. La marche de la maladie se ralentit d'elle-même. Grâce à l'accoutumance, l'organisme résiste comme « à l'action graduée des poisons et des venins ». Dans quelques cas rares, elle reste même stationnaire. Rien n'est absolu en clinique, c'en est assez pour « expliquer quelques contradictions apparentes de la pratique ». La règle est que la phlegmasie diphtéritique se propage du pharynx aux voies aériennes, la maladie devient promptement mortelle. Le médecin de Tours passe une revue sévère de toutes les affections angineuses susceptibles d'être prises pour l'angine maligne. Il différencie cette dernière des angines « catarrhale, tonsillaire, couenneuse mercurielle, couenneuse commune, aphteuse et scarlatineuse ». « Toute inflammation couenneuse n'est pas par cela même diphtérique. » Chacun de ces modes inflammatoires est autonomique, « assujetti à sa marche particulière, il se montre sous des formes invariables ». La scarlatine a beau être angineuse, elle n'aime pas le larynx, comme dira Trousseau : « Jamais on ne la verra revêtir les caractères de l'angine diphtéritique, sortir de ses limites et s'étendre aux voies aériennes. » De sa nature, l'angine diphtéritïque est aussi envahissante et se rapproche peu de la scarlatine angineuse, qu'elle est superficielle et se rapproche peu de la gangrène. Il y a là quelque chose de spécial dont l'explication échappe. Bretonneau ignore « l'étiologie de cette disposition qu'ont les diverses phlegmasies à parcourir leurs périodes successives dans un temps donné, à affecter de préférence un tissu, à modifier d'une certaine manière sa texture et son aspect ». Il rapproche et compare les angines diphtéritique et scarlatineuse. Il retrace leurs caractères différentiels. La scarlatine est d'emblée générale avec extrêmes troubles de toutes les fonctions. La diphtérite est, au contraire, dès le principe, « éminemment locale ». Son invasion est à peine marquée par un léger état fébrile. Les fonctions de la vie organique et de la vie animale sont peu troublées. Le plus souvent, les enfants atteints de l'angine maligne conservent leur appétit et continuent leurs jeux. La scarlatine est une infection miasmatique ; l'angine y est diffuse, ni « limitée », ni « circonscrite ». La diphtérite est une infection « éminemment locale ». C'est d'un seul point que la phlegmasie spécifique s'étend avec rapidité. En dehors des angines, il est d'autres affections qui peuvent en imposer pour la diphtérite. D'une prétendue découverte de François Home, médecin écossais (1765) vint la confusion. Le « croup » eut son heure de célébrité. En 1809, au concours institué par Napoléon Ier, on méconnaissait l'identité du croup et de l'angine maligne, malgré les affirmations de Samuel Bard. On fit des croups sthéniques et asthéniques, aigus et chroniques. On créa le croup infectieux de la rougeole, de la scarlatine et de la variole. Pour Albers de Bremen, le croup ne tient pas à la pseudomembrane du larynx, il en fait une « trachéite infantile ». Dans la description de Fr. Home, Bretonneau dissocie deux affections confondues, il crée une entité morbide nouvelle qui offre de frappantes analogies avec le croup, mais en diffère absolument par l'origine, la nature, le pronostic, le traitement. Il consacre sa création par le mot de « laryngite striduleuse ». Il ignore la cause anatomique de cette affection. Elle doit être bien « légère et fugace » ; il soupçonne « une phlogose catarrhale, une simple tuméfaction œdémateuse des replis muqueux des ventricules laryngés, tuméfaction qui produit une sorte d'enchifrènement de la glotte » et chose curieuse, ses caractères symptomatiques sont effrayants. A s'y méprendre, ils simulent le croup « à son plus haut degré d'intensité ». Il y a lieu d'être perplexe pour établir le diagnostic différentiel ! Dans cette même épidémie de Tours (1818-1820) « une jeune fille de quatre ans, qu'il avait laissée le matin bien portante, avait le soir la même toux, la même dyspnée, la même extinction de voix qui avaient annoncé chez un autre enfant les progrès de l'asphyxie trachéale diphtéritique, et devancé sa mort de quelques heures » ; dans ce pseudocroup, il n'y a pas d'ulcère du pharynx, ni d'intumescence des ganglions. L'expectation eut raison de ces alarmes : « la toux commença à s'humecter, elle devint de plus en plus catarrhale et le matin du jour suivant, elle différait à peine de celle qui accompagne un léger rhume, dès le lendemain, la santé de l'enfant ne laissait rien à désirer ». A l'exemple des auteurs, Bretonneau reconnaît l'influence du spasme dans cette affection, c'est bien un croup « spasmodique », par opposition au croup « inflammatoire » ou « spécifique ». C'est là ce que Millar a dénommé l'asthme du larynx. Bretonneau nous a donné d'emblée une description parfaite. Dans cette étude approfondie, où il différencia la diphtérite des affections angineuses et croupales, il sut porter la précision au plus haut degré. Avec une sagacité étonnante, il démêla les vues obscures des auteurs. Nous devons nous reporter par la pensée à son orageuse époque ; trop volontiers nos appréciations s'inspirent des idées de notre temps. Ses conceptions nous paraissent naturelles. Son génie les créa il y a plus d'un siècle : il mit en relief les caractères de l'angine scarlatineuse, il projeta la lumière dans l'histoire des croups, il créa la « laryngite striduleuse ». Il unifia toutes les manifestations de l'infection spécifique, la diphtérite. Ses recherches sur la dothiénentérite ne sont pas moins remarquables. Quoi de plus obscur que l'histoire des fièvres graves avant lui ? Cette partie de la nosologie comprenait : la fièvre putride, la fièvre putride hémorrhagique, ataxique, ataxo-adynamique, la fièvre maligne nerveuse, la fièvre muqueuse,etc... Plusieurs épidémies ravagent le département d'Indre-et-Loire (1818-1819). L'occasion était propice pour observer. Prost (1804) avait signalé dans ces fièvres des lésions intestinales avec phlogose intense des voies digestives. Broussais y trouve l'idée de ses doctrines.

En 1811, dans leur traité de la fièvre entéromésentérique, « Petit et Serres, dit Trousseau, avancent un peu plus vers la notion du fait en établissant la spécificité de l'affection intestinale, qu'ils comparent avec justesse à la variole et à la vaccine, mais ils en sont encore loin, car ils ne saisissent pas la marche de l'éruption, puisqu'ils distinguent trois variétés de fièvre entéromésentérique, la simple, la boutonneuse, l'ulcéreuse ». De plus ces auteurs supposent que la lésion intestinale est toute la maladie. « Sur ces graves problèmes, dit Triaire, qui agitaient les esprits, Bretonneau avait fréquemment médité dans sa solitude de Chenonceaux. Sa sagacité se refusait à suivre les nosologistes dans un dédale de classifications qui transformaient artificiellement les maladies d'après les manifestations extérieures en entités fictives et arbitraires... Son œil exercé s'était efforcé de sonder la genèse des maladies à travers le voile des phénomènes morbides et soit qu'il ait pu pratiquer des autopsies, soit, ce qui est plus probable, que par une extraordinaire intuition il ait deviné la lésion, il savait, dès 1812, que l'essentialité des fièvres continues reposait sur une base illusoire et que c'était dans l'anatomie pathologique de l'intestin qu'il fallait chercher leur détermination locale ». Bretonneau est le premier qui ait rigoureusement décrit la lésion intestinale. Il en plaça l'origine dans les follicules clos et agminés de Peyer. Dans les trois variétés de fièvre entéromésentérique de Petit et Serres, il décrivit les trois phases successives d'une même furonculose intestinale. Dans la variole la furonculose prend naissance dans les glandes cutanées, dans la dothiénentérite, elle a pour origine les glandes muqueuses. L'assimilation est complète, d'un côté la pyrexie s'accompagne d'une éruption exanthématique et de l'autre enanthématique. L'engorgement des ganglions mésentériques est une altération consécutive à l'ulcération intestinale. Ainsi fut établie l'unité des fièvres essentielles. La conception de Bretonneau simplifiait les vues des auteurs. Leurs fièvres disparates se réduisaient à une même espèce nosologique. La fausse membrane dans l'esprit du médecin de Tours fondait l'unité macroscopique des affections pseudo-gangréneuses, angine, croup, stomacace, etc... il créa la dipthérite de διφθερα, membrane. Le furoncle, dominante des fièvres graves, résume leur unité macroscopique, il créa la dothiénentérite de δοθιην, bouton. Pour mettre en relief la spécificité aux dépens de l'élément phlegmasique, Trousseau substituera aux terminaisons ite la terminaison ie : « dothiénentérie et diphtérie ». Viennent Louis et l'anatomie pathologique, Pasteur et la bactériologie, l'œuvre uniciste de Bretonneau demeura telle qu'il l'a réalisée. Les doctrines de Tours eurent sur la médecine une énorme influence. L'originalité des vues nouvelles ne gagna qu'avec lenteur le monde médical. Il fallut la propagande de ses illustres disciples, Velpeau et Trousseau. L'idée subversive effraya la puissante « coterie physiologique ». Trousseau en essuya victorieusement les haines dans ses concours. La correspondance de Bretonneau et de ses élèves nous apprend combien ils se dépensèrent pour tirer de leur maître un exposé doctrinal ; feuille par feuille, ils obtinrent son œuvre : « des inflammations spéciales du, etc... Cette publication, aussi révolutionnaire que sa vie fut indépendante, marque une grande étape historique dans la médecine du siècle. Bretonneau n'a pas seulement fait pour la diphtérie et la dothiénentérie l'œuvre de Laennec pour la tuberculose. Il n'a pas seulement rénové le cadre nosologique en ce qui concerne les « fièvres graves » et les « maux de gorge gangréneux », bien plus haute est la portée de son œuvre. Elle marque la ruine du physiologisme, complète et assure l'œuvre de Laennec. La médecine inaugure une ère nouvelle. La nosologie est bouleversée : il semble que tout dans Bretonneau le destinait à cette œuvre révolutionnaire : Pour s'en convaincre, il suffit de jeter un rapide coup d'œil sur son existence si indépendante et de mettre en lumière son caractère si puissamment original : Né en 1778 d'un père médecin, comptant en outre, comme Bichat et Laennec, au nombre de ses ancêtres plusieurs autres médecins, Pierre Bretonneau semblait destiné autant par la loi de l'hérédité que par son propre caractère à la carrière médicale. Elevé selon les préceptes de Rousseau, son enfance se développe librement au milieu des riantes campagnes du Cher; de la nature il reçoit ses premières et plus vives impressions, il apprend de bonne heure à l'aimer, il cherche à la connaître, en attendant qu'il parvienne par sa patience et sa longue observation à la découverte de ses secrets et de ses lois. Envoyé en 1795 à l'école de santé de Paris, il s'y rencontre et s'y lie avec une pléiade de jeunes gens, venus comme lui de toutes les provinces de la

France et qui prendront également une part considérable à la rénovation scientifique : les Dupuytren, les Bayle, les Duméril, les Husson, les Guersant, les Savigny, etc... Indifférent aux événements politiques, nous le voyons consacrer tout son temps aux études d'anatomie, de médecine opératoire, d'histoire naturelle, de physique et de chimie. Il travaille avec une telle ardeur que sa santé s'en altère et que sa famille le doit rappeler en Touraine, avant qu'il ait terminé ses trois années d'école. C'est à cette époque qu'il reçoit à Chenonceaux un si bienveillant accueil de Mme Dupin, qui avait été l'amie de Jean-Jacques et de tant hommes célèbres du XVIIIe siècle. Il passe auprès d'elle de longues heures en d'agréables causeries et sous sa direction apprend les langues italienne et anglaise. A la mort de Mme Dupin, en 1799, il revient à Paris pour y achever ses études de médecine. Dès ce moment s'affirment ses goûts pour les sciences physiques, chimiques et naturelles, ces puissantes auxiliaires de la médecine, en même temps que la profonde originalité de son caractère. Après avoir passé avec succès les deux premiers examens de doctorat, il échoue au troisième, qui comprenait précisément les sciences physiques et naturelles et auxquelles nul mieux que lui ne pouvait être préparé. Bretonneau, irrité de ce déni de justice, prend une prompte décision, il abandonne ses examens de doctorat et se contentant du modeste titre d'officier de santé, il se retire à Chenonceaux. Rien ne peut mieux que cette résolution nous donner une idée de l'indépendance de son caractère, de son insouciance des titres et des honneurs.

Incapable de se plier docilement aux doctrines d'un maître, lorsque son esprit lui en fait apparaître les erreurs, répugnant à la flatterie, comme à la servilité, il tient avant tout à demeurer lui-même. Alors que tant d'autres cèdent au prestige de l'autorité et graduellement se laissent absorber dans une école, au point de n'avoir plus d'idées, ni de théories, qui ne soient celles de leurs maîtres et approuvées par eux. Bretonneau conserve précieusement l'originalité de sa pensée et se refuse à admettre ce qu'il n'a pas vu par lui-même et reconnu conforme à la vérité. Homme de science et de devoir, véritablement modeste, inaccessible à la vanité, il ne cherche point les honneurs et les dignités, non plus que les richesses ; il trouve son plaisir le plus grand et la récompense de son labeur assidu, quand il peut arracher à la nature quelques-uns de ses secrets. Le voici de retour à Chenonceaux, où il retrouve, avec sa chère Touraine, le seul maître qui puisse convenir à son génie : la nature. Cette nature, il l'étudie avec passion, il la suit pas à pas dans toutes ses manifestations, avec une ténacité telle que nulle science ne lui demeure inconnue. Possesseur d'une modeste aisance, qui le met à l'abri des soucis immédiats et pressants de l'existence, il peut se livrer à ses études comme il lui plaît et selon que telle ou telle science le captive à ce moment. Rien de fixe, rien de convenu dans sa vie, il boit, il mange sans suite, à toute heure du jour ou de la nuit, il dort ou ne dort pas, le froid, le chaud lui sont indifférents. Si quelque objet l'occupe, rien ne peut l'en distraire, il y songe partout et toujours, jusqu'à ce qu'enfin la vérité lui apparaisse. Son génie semble une longue patience, mais cette patience ne fait, en réalité, que féconder les intuitions de son esprit. Tour à tour physicien, chimiste, naturaliste, il ne cesse point d'être médecin. Il ne prend point part aux discussions souvent acerbes et stériles, que soulève à cette époque la doctrine de Broussais. De sa solitude, comme du rivage, il n'en assiste pas moins avec intérêt à la lointaine et orageuse tourmente, où se débattent les adeptes de deux écoles rivales, Laennec et Broussais. Dans toute l'indépendance de sa pensée, il connaît avec sagesse le pour et le contre du procès. Accoutumé à ne point accepter des opinions, qu'il n'a pas lui-même vérifiées, il cherche la vérité, il la cherche sincèrement et ne dédaigne pas de s'inspirer de la tradition et de profiter des observations, si naïves qu'elles puissent être, de ceux qui l'ont précédé. Observateur attentif et scrupuleux de la nature, toujours les préoccupations du naturaliste apparaissent chez le médecin. De même que dans son jardin de Palluau, il suit ses chères plantes dans leur évolution et étudie toutes les variétés infinies de l'espèce immuable, de même au chevet des malades il suit avec attention les phases des maladies et étudie toutes les variétés d'une espèce non moins immuable, l'espèce nosologique. Dans le commerce de la botanique, dont il inspirera la passion à Trousseau, il trouve l'inspiration vraie, qui va clore le grand débat médical. Naturaliste avant d'être clinicien, il surprend les lois biologiques dans l'évolution des phénomènes morbides. Il est frappé de l'harmonie universelle de la nature, il crée l'espèce nosologique et la fait entrer dans son cadre simple et uniforme. Le botaniste inspire le médecin. Les préoccupations de Palluau l'obsèdent sur le terrain clinique. Il y transporte le même esprit et la même méthode. Il applique aux maladies les principes de classification, appliqués aux plantes par B. de Jussieu et aux animaux par Cuvier. L'espèce nosologique est pour lui aussi vivante que l'espèce animale ou végétale. Cette assimilation se trouve dans Sydenham : « unaque morborum non minùs quam animalium aut vegetalium species sibi proprias, perpetuas ac pariter univocas ab essentiâ suæ promanantes sortita est. » Il restait à faire de l'idée pure une scientifique réalité. A Bretonneau revient la gloire d'avoir fait cette démonstration dans ses études sur la diphtérite et la dothiénentérite. A l'aide de ce levier, il bouleverse la nosologie surannée de Pinel et accomplit la réforme de la Pathologie générale. Admirateur des anciens, il rive la médecine aux grandes voies traditionnelles, il la pénètre du dogme de la spécificité. Nous avons étudié les circonstances où il trouva dans les faits la confirmation de l' « idée préconçue. » C'est là son plus beau titre de gloire. Les doctrines de Bretonneau ont trouvé dans les travaux de Pasteur leur expression scientifique. Ainsi fut acquise jusqu'à l'évidence la vérité de ses prévisions sur la genèse des maladies. Incidemment son œuvre a pu donner prise à la critique : on révoqua en doute la diphtérie gingivale, qu'il avait vue être cause d'angines malignes. En 1853, Barthez et Rillet avaient rejeté cette détermination. A l'affection distraite du cadre diphtérique, ils attribuaient la dénomination de « Stomatite ulcéromembraneuse ». Bergeron (1859) observa sur des militaires de l'hôpital Saint-Martin cette même affection et l'appela « stomatite ulcéreuse spécifique ». Ces divergences d'opinion sont loin de condamner la doctrine de Bretonneau. Peut-être en plus de la diphtérie, les militaires de la légion de Vendée présentèrent-ils à la fois cette même stomatite ulcéromembraneuse et Bretonneau aurait méconnu celle-ci ? mais la diphtérie buccale existe, comme il l'avait avancé (Parrot-Mahnan).

Autres questions : Dans son traité de 1826, Bretonneau avait relevé des observations, d'angine maligne, grave, hypertoxique. L'impuissance des topiques tenait à leur application tardive ou défectueuse. Sa publication (1826) ne dit mot de la paralysie diphtérique tout en relatant la lettre de Ghisi (1747) sur son fils, les observations de Chomel (1748), de Samuel Bard (1771), où il est parlé de nasonnement de la voix, de troubles de la déglutition avec reflux des aliments vers les fosses nasales. Cette paralysie lui apparut en 1849 sur Herpin de Tours. Il découvrait le premier encore le critérium des diphtéries frustes et expérimentales. L'œuvre de Bretonneau était complète. Ces notions d'unité et d'identité furent combattues en Allemagne par Virchow et Rokitansky. Leurs arguties anatomopathologiques sont les suivantes : l'inflammation est croupale, si l'exsudation fibrineuse est superficielle et se développe sur un épithélium simple (larynx, trachée), elle est diphtérique, si l'infiltration fibrineuse est profonde et se développe sur un épithélium stratifié. Cette distinction s'est évanouie. Elle a fait place à l'unité de la maladie, telle que Bretonneau l'a faite : « Du reste, dit M. Dieulafoy, ces notions de pathologie générale, l'unité et la spécificité de la diphtérie, si bien posées par nos grands maîtres français, ont reçu une éclatante confirmation par la découverte du bacille diphtérique, de même que l'unité des formes de Tuberculose (Laennec-Grancher) a été sanctionnée par la découverte de Koch.

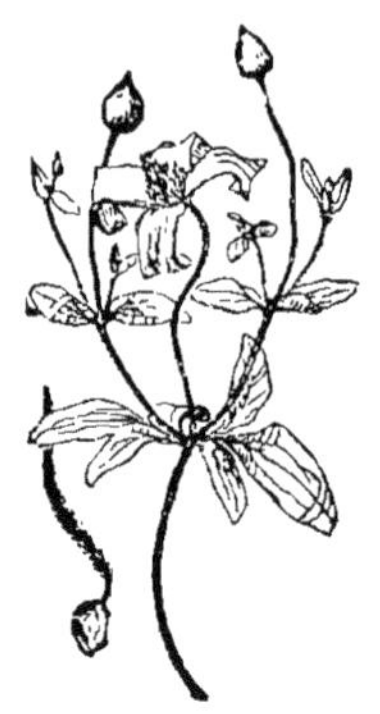

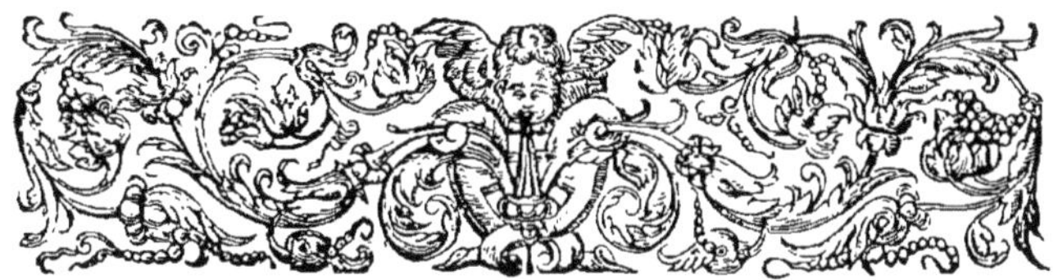

PARTIE THÉRAPEUTIQUE

Autant le physiologisme était dangereux dans ses applications thérapeutiques, autant la notion de la spécificité des maladies est féconde en résultats heureux : « sans elle, dit Bretonneau, le choix et l'à-propos des moyens thérapeutiques restent toujours indécis et loin de pouvoir compter sur leur succès, on ne sera même pas assuré de leur innocuité ». L'exclusivisme de Broussais devait démontrer, dans la pratique, l'inanité de son physiologisme. Ses échecs sans nombre en devaient amener la ruine fatale. La spécificité thérapeutique est le corollaire de la spécificité des maladies; elle en est cependant indépendante. Elle apporte à la démonstration de cette dernière le plus bel appoint de preuves. C'est le triomphe de la théorie pour le plus grand bien du malade. Le but se trouve clairement tracé par la nouvelle doctrine : « étant donné, dit Trousseau, une maladie locale ou générale, lui appliquer ou lui trouver empiriquement et expérimentalement le remède ou les remèdes spécifiques. » Le temps n'y a rien changé. Nous avons toujours à trouver in vivo et in vitro, empiriquement et expérimentalement le remède ou les remèdes spécifiques. Voyons comment Bretonneau fut conduit par ses recherches spéciales à trouver empiriquement l'antisepsie spécifique. Un fait d'observation alors que le physiologisme était dans toute sa vogue, l'avait vivement frappé. Loin de réussir dans toutes les maladies, les émissions sanguines ne leur impriment que trop souvent une désastreuse influence. On peut saigner outre mesure dans la diphtérite, loin d'influer en bien sur la marche de l'affection, on ne fait que la précipiter vers une terminaison déplorable. Ces désastres de la saignée sont particulièrement manifestes chez les sujets cachectiques « au sang décoloré et fluidifié » et chez les individus qu'une grave maladie a débilités. L'insuccès des méthodes générales fixa peu à peu les idées de Bretonneau, sur la médecine physiologique, qui en faisait sa plus belle arme. L'observation l'achemina par tâtonnements empiriques dans la voie des méthodes spéciales. C'était un retour à la méthode d'Arétée. Van Swieten s'en était loué : « neque fefellit unquam me huic consilio confitentem nisi, etc... De tous les topiques, l'alun et l'esprit de sel ont subi l'épreuve du temps. Par cette méthode on modifie un mode inflammatoire particulier (diphtérite) d'une manière particulière. A la phlogose spécifique, on substitue une phlogose également spécifique. Le processus diphtéritique a-t-il franchi les limites accessibles à l'action topique, la difficulté est éludée par les fumigations guytoniennes. L'expérimentation sur le chien lui en démontra le danger : l'action délétère des vapeurs hydrochloriques sur les bronches et les poumons. Le calomel trouve son indication. Il réussit dans des cas désespérés, où le succès des topiques est aussi illusoire que leur application. Ce sel est doué d'une affinité élective pour les muqueuses et les glandes de la bouche : là, sans doute, est le secret de son action. « Ne serait-ce pas en substituant une autre irritation, une irritation mercurielle à l'irritation morbide que le calomel produit l'exfoliation des concrétions et s'oppose à la reproduction de la fausse membrane. » De par la clinique et l'expérimentation, Bretonneau fut amené dans la cure locale de l'angine maligne, à soupçonner, à découvrir, à formuler, au grand profit de la thérapeutique générale, la théorie de la substitution ; « elle fut aussi féconde, dit Trousseau, que furent stériles et ridicules les théories mensongères de l'homæopathie ». Ses recherches sur le calomel, conduisent le médecin de Tours à s'éclairer sur la valeur générale des mercuriaux. Il apprécie leur vertu, mais l'expérimentation décèle par contre de graves inconvénients : « à grandes doses, la bouche s'affecta d'ulcérations chancreuses exubérantes, elles se montrèrent à la partie interne des lèvres, elles étaient disposées avec symétrie et correspondaient aux saillies des dents, la sertissure des canines offrait un commencement d'érosion » ; à plus hautes doses, il ne se produisait plus que de la superpurgation ; « la diarrhée continuait après la suspension totale du traitement, les évacuations étaient fréquentes, muqueuses, ensanglantées et l'animal qui refusait toute nourriture succombait dans le dernier degré du marasme ». Il reprend ces expériences. Il change le terrain d'expérimentation en se servant de races canines diverses, il change l'agent mercuriel, en usant de sels également variés. Il étudie la cachexie hydrargyrique expérimentale et après avoir mis en évidence les inconvénients du mercure sous une forme ou sous une autre, il conclut : « le praticien qui en connaîtra le danger saura seul le prévenir, s'arrêter à temps et remédier à des désordres inévitables ». De là est venu le discrédit où tomba l'hydrargyre dans le traitement des pyrexies. D'après d'autres recherches il reconnaît à la médication vésicante sa raison d'être et ses indications, mais pas dans l'angine maligne. Elle n'engendre que trop fréquemment la diphtérie cutanée, il la proscrit. En résumé, Bretonneau a vu dans la diphtérie une phlegmasie spécifique « éminemment locale », il a vu « une espèce de phlegmasie », primitivement locale, secondairement générale. Il nous a ramenés aux topiques. Il nous a enseigné à détruire le virus dans son foyer de diffusion. N'est-il pas rationnel, qu'à une maladie locale, une seule médication convient, une médication locale ? et à une phlegmasie spécifique, une médication également spécifique ? La tradition a légué la médication topique. L'excellence de cette unique méthode lui a été surabondamment démontrée par l'expérience. Le topique spécifique est le vrai traitement de l'angine maligne. La thérapeutique spécifique a pris ainsi naissance. La voie la plus féconde et la seule consolante de l'art était ouverte. Les recherches se sont multipliées, on n'a fait depuis que scruter, avec une ardeur couronnée de succès variables, les ressources de l'arsenal pharmaceutique, en quête de spécifiques locaux ou généraux, suivant que les espèces phlegmasiques sont elles-mêmes locales ou générales. Bretonneau opposait aux espèces nosologiques les espèces thérapeutiques, de part et d'autre elles sont empruntées à la nature et proviennent du monde animal, végétal ou minéral. Dans ses trois règnes, la nature enfante le remède et la maladie. Avec les doctrines de Tours, au sarcopte on opposait le soufre, au paludisme la quinine, à la syphilis le mercure, etc... avec les doctrines bactériennes la thérapeutique spécifique a pris un essor plus précis et plus vigoureux que jamais : aux bactéries spécifiques on oppose encore et toujours leurs antiseptiques spécifiques. L'antagonisme des espèces nosologiques (vaccine et variole, lupus et érysipèle) a inspiré à l'école pastorienne l'idée de combattre l'espèce microbienne avec les armes d'une autre espèce microbienne (Bacterium termo et bacille de Koch. Bacille de Lœffler et streptocoque). Les ressources de l'antisepsie spécifique nous permettent de faire face à l'espèce bacillaire, comme naguère à l'espèce nosologique. Actuellement nous possédons des notions plus positives. Le germe pathogène est figuré, connu. L'ennemi sera d'autant mieux combattu que nous le connaîtrons davantage, « éclairé par ces découvertes, dit M. Charrin, le médecin attaquera plus vivement, plus fréquemment, le germe pathogène. Il demandera à des expériences poursuivies in vitro, quels sont les antiseptiques les plus meurtriers pour ce germe, puis armé de ces antiseptiques, il interviendra d'autant plus volontiers, qu'il comprendra mieux l'utilité des moyens qu'il met en œuvre. » Au lieu de mettre aux prises les espèces antagonistes, on peut mettre aux prises leurs productions respectives. Aux poisons morbides substituer leurs poisons curatifs, voilà le nouveau but tracé : l'annulation de la toxine par l'antitoxine. La guérison s'opère, semble-t-il, par une sorte d'interférence des toxines, analogue à l'interférence des lumières : interférence chimique, analogue à l'interférence physique. En réalité le poison, produit de l'espèce, peut être morbide ou thérapeutique, il n'existe dans la nature qu'un seul poison, comme il n'existe qu'une seule espèce, le poison morbide d'une maladie pouvant être thérapeutique pour la même maladie. L'antitoxine spécifique peut être expérimentalement empruntée à l'espèce microbienne, dont l'action nocive se retourne contre elle-même. Nous savons que l'espèce bacillaire peut fournir elle-même des produits solubles toxiques ou vaccinants, où l'animal saturé puise l'immunité. Grâce aux expériences faites avec les poisons diphtérique et tétanique l'immunisation a pu être érigée en un principe de médecine générale. La doctrine des toxines est celle des virus dans son expression absolue. La bactériologie nous a momentanément distraits des derniers pour nous ramener aux premières. Les idées anciennes, immuables dans leur vérité absolue, ont trouvé en elle leur matérialisation scientifique. Il n'y a que des intoxications, que la maladie relève de l'espèce animale, de l'espèce végétale, de l'espèce minérale. Que l'individu puise en lui-même le poison animal (ictère grave secondaire), qu'il l'emprunte à la nature végétale (ictère grave primitif), ou à la nature minérale (phosphore), dans tous les cas il s'empoisonne. Certes, Bretonneau ne tenait pas un autre langage en parlant des « venins » des « virus » et des « poisons », produits des espèces animales, végétales et minérales. Bretonnneau n'avait pas moins bien vu l'indépendance des espèces nosologiques et thérapeutiques : c'est l'empirisme qui, d'un côté, a donné à l'art ses meilleures armes antiseptiques : le mercure, le fer, la quinine, le soufre, l'iode, le phosphore, le salicylate de soude, etc... ; c'est la science qui, de l'autre, a dévoilé tout un monde de bactéries (de Fehleisen, de Nicolaier, de Neisser, de Koch, de Frænkel, d'Eberth, etc..., bactéries sur lesquelles l'empirisme antiseptique n'a que trop peu de prise. La toxicologie microbienne va permettre heureusement de trouver dans les toxines vaccinantes de chaque germe pathogène un spécifique thérapeutique, issu de la science, aussi lié à lui, puisqu'il en dérive, que l'antiseptique spécifique, issu de l'empirisme en est indépendant. L'indépendance des espèces nosologiques et thérapeutiques n'a pas de meilleure preuve que la révolution chirurgicale. L'antisepsie est née de l'empirisme et de la science. En dépit de leur simultanéité les découvertes de Lister et de Pasteur ont été indépendantes. Si Lister a rendu à Pasteur un éclatant hommage, c'est que les doctrines parasitaires confrontaient avec les lumières de la science ses découvertes empiriques. Ajoutons que l'hématozoaire de

Laveran a suivi la quinine, comme le mercure attend le germe de l'infection syphilitique. La valeur de l'intervention médicale se mesure aux progrès combinés de nos connaissances sur l'une et l'autre spécificités, microbienne et thérapeutique. Assujettie jusque-là à l'empirisme, notre thérapeutique éclairée s'inspirera de plus en plus de la notion pathogénique. Celle-ci éclaire et guide singulièrement celui-là. Toujours aussi compatible avec son intervention, elle règle et précise ses indications, elle élargit de ses lumières nouvelles son champ d'application (antiseptie des voies digestives, par exemple). Si consolant néanmoins que soit l'empirisme avec ses triomphes de la pratique, son action, même rationnelle, est aveugle. Les doctrines pathogéniques satisfont sans réserve. Scientifiques, leurs découvertes sont moins livrées à l'incertitude. L'empirisme thérapeutique, inspiré dans ces applications par la science pathogénique, ne saurait nous satisfaire. Les doctrines pathogéniques sont appelées à tirer d'elles-mêmes la science thérapeutique. L'arme vraiment spécifique pour combattre le germe pathogène ne peut sortir que du laboratoire, puisque la nature a fait indépendantes les espèces nosologiques et thérapeutiques. C'est que les unes et les autres ont trait à deux sciences, parallèles mais autonomiques, dans leurs étapes progressives vers une commune aspiration : « guérir » ; d'un côté est la science naturelle des espèces morbides, de l'autre la science naturelle des espèces thérapeutiques, la première avec ses toxines naturelles et ses antitoxines artificielles, la seconde avec ses antitoxines naturelles. La féconde notion de l'antisepsie spécifique, que la toxicologie microbienne a précisée avec une telle rigueur, Bretonneau, nous l'avons montré, l'avait tirée de l'empirisme dans ses recherches sur le traitement de l'angine maligne. Trousseau et Pidoux la développèrent, l'étendirent à toute la matière médicale et la thérapeutique. L'empirisme avait pourtant démontré la valeur du fer, du mercure, du kina, etc... Broussais, avec son exclusivisme outré, avait tout proscrit. Bretonneau remit en honneur ces spécifiques éprouvés. Chez lui le thérapeute primait le clinicien. Les plus belles théories n'avaient de valeur à ses yeux que si elles pouvaient se résoudre en utiles applications. Il aimait dans les médicaments l'action, et l'action intensive. Il affectionnait la quinine, qui révolutionne l'économie « comme un boulet de canon ». Son objectif eût été de trouver à toutes les « espèces de phlegmasies » des antidotes aussi merveilleux. L'école de Bayle et de Laënnec, tout entière à l'anatomie pathologique... en sortait découragée pour le traitement des maladies. Bretonneau, praticien avant tout, mit au premier plan l'homme malade. Ses recherches avaient trait à cette constante préoccupation. « Tout le ramenait à la médecine pratique, même par les voies les plus détournées. » « Jamais, dit Trousseau, il n'étudiait un point de physique, de chimie, de botanique, de zoologie que cette étude ne fît jaillir de son esprit une application à la médecine pratique. » Chaque médication devint l'objet de ses recherches empiriques et expérimentales. Son influence se répercuta sur le traitement de presque toutes les maladies. En tout il est guidé par une seule méthode, la méthode rationnelle. Dans la scarlatine, il préconise le traitement antipyrétique et même, trait d'audace, les affusions froides; dans la pneumonie, les sels d'antimoine; dans la variole, il remplace les antiphlogistiques par le quinquina; grâce à l'invention des tubes capillaires, il distribue le vaccin « par toute la terre ». Il recommande la belladone dans l'épilepsie, l'incontinence nocturne de l'urine, la spermatorrhée, les névroses, l'asthme, la coqueluche, etc... Il l'associe aux alcalins dans l'angor pectoris. Son traitement de la constipation par la belladone, de la fissure anale par le ratanhia a été exposé par Trousseau dans ses cliniques. Dans le vestige gastrique, il préconise le bois de Surinam et les alcalins. La méthode substitutive lui fait opposer au flux dysentérique la médication purgative. Dans les hémoptysies, les hémorrhagies dysentériques et autres il revient avec Baglivi à la racine du Brésil : « radix ipecacuanhæ est specificum et quasi infaillibile remedium in fluxibus dysentericis, aliisque hemorrhagiis. » Dans la goutte, il préfère au colchique l'expectation de Sydenham. A la cure du rachitisme, il applique la médication phosphorée, l'huile de poisson et de foie de morue. Dans les cachexies nosohémiques, dans la chloroanémie et certaines fausses anémies, il administre les préparations martiales. Le quinquina en poudre lui rendit de grands services dans les métrorrhargies, les épistaxis rebelles des chloroanémiques. Il lui servit d'adjuvant tonique, bien supérieur au ratanhia, au tannin, etc... Dans les fièvres paludéennes, il revient à Sydenham et à Torti. Il donne son nom à la méthode « française ». Si les accès sont simples, on administre le kina le plus loin possible de l'accès ; offrent-ils un caractère pernicieux, au milieu même du premier paroxysme. Dans la dothiénentérie, comme dans la dysenterie, la diphtérie, la doctrine de la spécificité règle sa thérapeutique : il proscrit les émissions sanguines, leur substitue le quinquina et modifie l'entérite furonculeuse par une phlogose purgative. Le premier en France il étudia l'acupuncture. Il trouva même le traitement des hémorrhagies par l'eau chaude. La réforme de Bretonneau en thérapeutique, et nous l'avons à peine esquissée, se doubla d'une réforme de la diète. Il avait vu les horreurs de l'autophagie dans la diète, que Broussais infligeait cruellement aux fièvres. Comme Graves, il apprit à les nourrir avec une alimentation légère « tenui victu », suivant le précepte d'Hippocrate. Telle fut l'œuvre réformatrice de Bretonneau. Une thérapeutique nouvelle, inspirée de la tradition, était instaurée sur des bases empiriques et rationnelles. A l'aide des matériaux apportés par cette rénovation, Trousseau pourra reconstruire toute la matière médicale et la thérapeutique. Ces principes formeront la base de son enseignement... Bichat eût voulu donner à la matière médicale l'exactitude qui lui manquait. Sans compter avec le destin, il s'était proposé d'étudier isolément l'influence des médicaments sur les propriétés vitales, de les associer deux à deux, trois à trois, etc..., en notant les effets de leurs combinaisons. Bretonneau institua cette thérapeutique expérimentale en vue d'éclairer la clinique. Il faisait entrer la thérapeutique en dehors de l'empirisme, dans une voie scientifique. C'est encore l'expérimentation qui lui démontra tout le parti que l'on pourrait tirer de la trachéotomie. L'expérimentation le consola de ses insuccès cliniques. Il trouva enfin le meilleur argument en faveur de la trachéotomie : « une guérison au dernier degré de la diphtérite trachéale ». Sur Elisabeth de Puységur, il montrait encore le premier l'avenir d'une hardiesse jusque-là stérile.

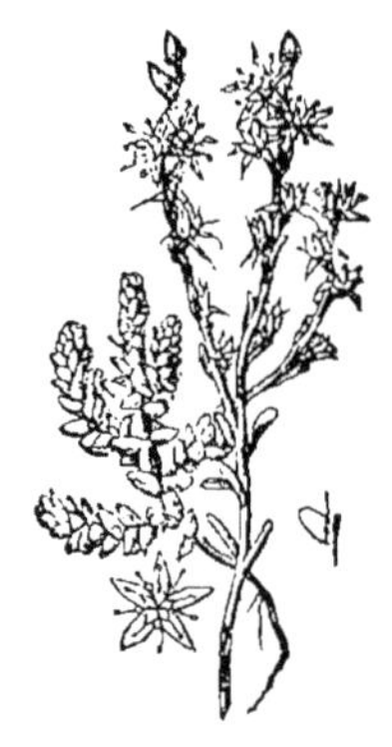

CONSIDÉRATIONS GÉNÉRALES

L'INFECTION

SES LOIS NATURELLES

SA THÉRAPEUTIQUE PATHOGÉNIQUE HUMORALE

LE ROLE DU SANG DANS L'INFECTION

LE SÉRUM STÉRILISÉ

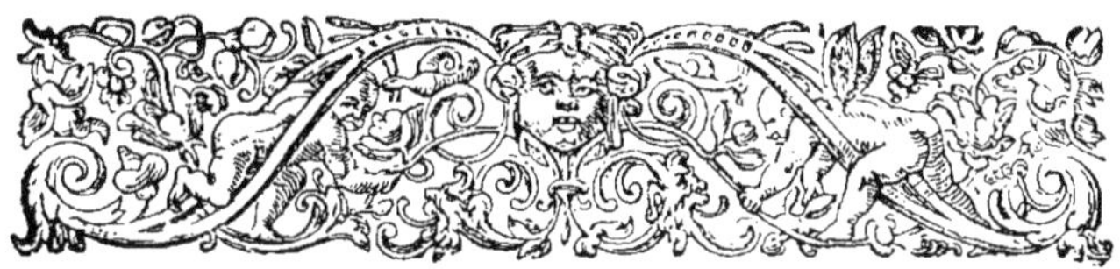

LE VÉGÉTAL

LE VÉGÉTAL NATUREL — LE VÉGÉTAL PARASITAIRE
LA GRAINE A SES TERRAINS

TERRE VÉGÉTALE — TERRE ANIMALE
FIXITÉ AU SOL

POISONS VÉGÉTAUX

EAU ET FERMENTS — SANG ET GLANDES
GRAINE EN LIBERTÉ

RÉGÉNÉRATION DE LA TERRE

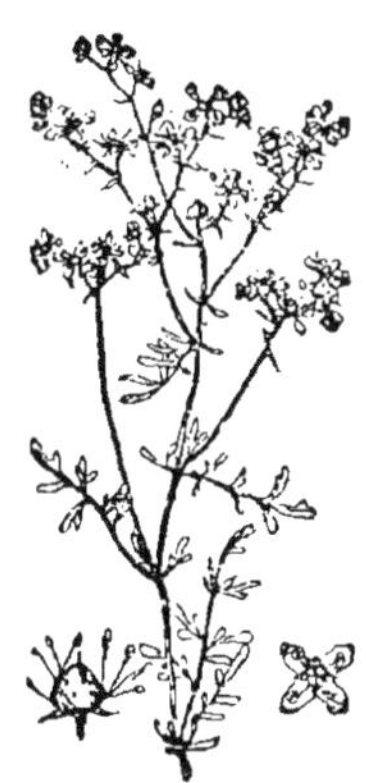

CYCLE VITAL

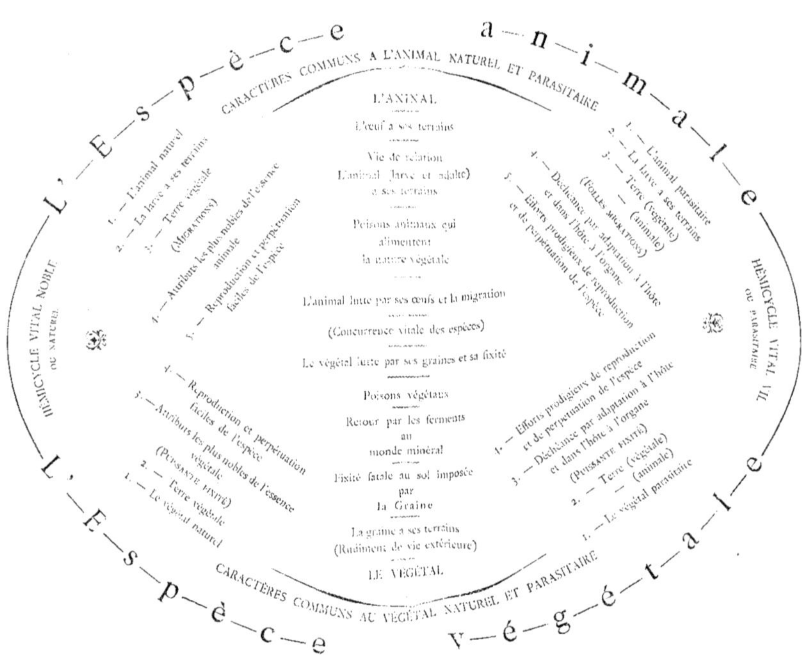

L'Espèce animale
CARACTÈRES COMMUNS A L'ANIMAL NATUREL ET PARASITAIRE
L'ANIMAL
L'œuf a ses terrains
Vie de relation
L'animal (larve et adulte)
a ses terrains
Poisons animaux qui
alimentent
la nature végétale
L'animal lutte par ses œufs et la migration
(Concurrence vitale des espèces)
Le végétal lutte par ses graines et sa fixité
Poisons végétaux
Retour par les ferments
au
monde minéral
Fixité fatale au sol imposée
par
la Graine
La graine a ses terrains
(Rudiment de vie extérieure)
LE VÉGÉTAL
CARACTÈRES COMMUNS AU VÉGÉTAL NATUREL ET PARASITAIRE
L'Espèce végétale
HÉMICYCLE VITAL NOBLE
OU NATUREL
1. — L'animal naturel
2. — La larve a ses terrains
3. — Terre végétale
(MIGRATIONS)
4. — Attributs les plus nobles de l'essence
animale
5. — Reproduction et perpétuation
faciles de l'espèce
4. — Reproduction et perpétuation
faciles de l'espèce
5. — Attributs les plus nobles de l'essence
végétale
(PUISSANTE FIXITÉ)
2. — Terre végétale
1. — Le végétal naturel
HÉMICYCLE VITAL VIL
OU PARASITAIRE
1. — L'animal parasitaire
2. — La larve a ses terrains
3. — Terre (végétale)
— (animale)
(FOLLES MIGRATIONS)
4. — Déchéance par adaptation à l'hôte
et dans l'hôte à l'organe
5. — Efforts prodigieux de reproduction
et de perpétuation de l'espèce
4. — Efforts prodigieux de reproduction
et de perpétuation de l'espèce
3. — Déchéance par adaptation à l'hôte
et dans l'hôte à l'organe
(PUISSANTE FIXITÉ)
2. — Terre (végétale)
— (animale)
1. — Le végétal parasitaire

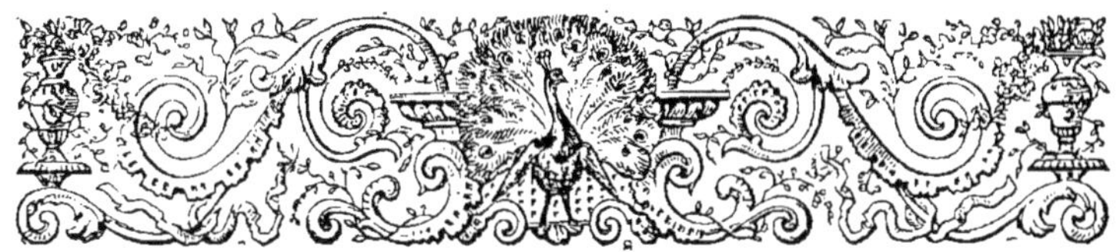

1) LOI DE L'INFECTION OU DE LA LOCALISATION

L'espèce végétale sur la terre animale comme sur la terre végétale naît, croît et meurt au sol qui en reçut le germe. L'infection est essentiellement fixe, locale et circonscrite, qu'elle soit aiguë ou chronique. Les tissus solides du terrain fixent la végétation bactérienne, c'est l'infection à foyer unique ou à foyers multiples. La métastase sanguine peut en semer plusieurs foyers successifs.

2) LOI DE L'INTOXICATION OU DE LA GÉNÉRALISATION

L'espèce végétale sur la terre animale comme sur la terre végétale n'aime les liquides que pour s'en nourrir et non pas pour s'y fixer. Comme l'eau pour le sol, le sang est sur la terre animale son liquide nourricier et excréteur. Les tissus liquides du terrain (sang) diffusent la toxine bactérienne, c'est l'intoxication.

L'arme vraiment spécifique pour combattre le germe pathogène ne peut venir que du laboratoire, puisque la nature a fait indépendantes les espèces de la nosologie et de la thérapeutique. C'est à cette fin qu'a été faite la transplantation du germe sur les différentes espèces animales, toutes les fois que la maladie infectieuse de l'homme existe naturellement ou expérimentalement dans la série animale. L'entraînement de la pathogénie vers le laboratoire a distrait les esprits du terrain humain. Perdant de vue les notions fondamentales du terrain, on a cultivé les bactéries sur les milieux extérieurs les plus variés, les plus disparates, les moins comparables. Vis-à-vis d'une même espèce microbienne, l'espèce animale (et il faut tenir compte de la race et de l'individu du côté de la graine et du terrain), présente des réactions absolument indépendantes, autonomiques et spéciales, bien différentes par conséquent des réactions spécifiques propres à telle autre espèce animale. Ce qui se passe chez l'homme n'est pas comparable à ce qui se passe chez l'animal et d'une espèce à l'autre les réactions particulières ne sont pas comparables et cela aux divers degrés de l'échelle animale. Les réactions morbides entre les individus d'une même espèce vis-à-vis d'un agent infectieux déterminé, sont elles-mêmes dissemblables, en vertu de ce que faute de mieux l'on nomme encore « l'idiosyncrasie du sujet », notion complexe de la clinique, que l'expérimentation ignore. A quoi tient l'impossibilité d'inoculer la syphilis aux animaux? l'exaltation du virus rabique chez le lapin, son atténuation chez le singe par une même série de passages?

Pourquoi la longue incubation de la rage ou de la syphilis? L'irréductibilité de la durée d'incubation rabique à sept jours chez le lapin et à dix jours chez le singe? la susceptibilité de l'âne pour la morve, de la souris pour la péripneumonie, l'immunité du rat pour la diphtérie ou de la chèvre pour la tuberculose? Tout ce qu'on peut dire, c'est que c'est le terrain qui le veut, c'est-à-dire que ce sont les lois de l'espèce dans l'expérimentation comme en clinique. Récemment encore M. le professeur Peter rappelait les enseignements de Trousseau et démontrait la prépondérance non moins grande aujourd'hui qu'autrefois du terrain humain. C'est l'opinion qu'a toujours professée avec éclat M. le professeur Jaccoud. La clinique, que la maladie soit infectieuse, ou non, c'est encore et toujours la spontanéité morbide, c'est l'espèce humaine, dont les individualités originales offrent des réactions propres infiniment variées; l'individualité clinique, c'est en face du parasite, l'homme déjà malade, réagissant envers lui sous la pression de la race, de l'âge, du sexe, du climat, du sol, etc... C'est l'encombrement, la misère physiologique et hygiénique, l'alcoolisme, la dépression morale, les dyscrasies et les dystrophies héréditaires ou acquises. C'est le froid pour la pneumonie, malgré sa banalité. C'est la vieille étiologie entière résistant au choc d'une exclusive pathogénie. L'expérimentation a parfois éclairé les qualités spécifiques du terrain vis-à-vis du germe : l'immunité du terrain est relative : ainsi la poule et le batracien « Pasteur-Gibier » sont réfractaires au charbon pour des raisons opposées de thermométrie naturelle compatible avec la pullulation bactérienne. Il suffit à l'expérimentateur, pour leur communiquer le charbon, d'abaisser la température l'une et d'élever la température de l'autre. De même l'horticulteur avec ses serres à température variée réchaufferait artificiellement une terre naturellement froide des pôles ou refroidirait une terre naturellement calcinée des tropiques et y ferait germer et croître une plante de nos régions tempérées, la flore et la faune étant appropriées à la température d'un climat en histoire naturelle et en nosologie. Autrement complexes sont dans la médecine humaine les exigences biologiques mutuelles du terrain et de la graine, le terrain devant avant tout consentir, non à l'invasion, mais à la germination de la graine. Transplantons la graine du terrain clinique sur les milieux du monde extérieur, chaque espèce animale, végétale ou minérale réagira à sa façon vis-à-vis d'elle et son action se ressentira à son tour de la spécificité du terrain. Si la graine et le terrain appartiennent à la nature vivante, la spécificité de la culture naturelle ou expérimentale viendra du croisement intime des lois biologiques des deux espèces en présence. La réaction de la graine et du terrain engendrera des produits forcément empreints de la double spécificité originelle. Il y a loin des cultures expérimentales à la clinique, et en raison de l'intervention troublante de la chimie morte du laboratoire, la distance est singulièrement grande des toxines expérimentales aux toxines des humeurs de l'homme malade. Les produits bactériens, qui empoisonnent l'homme infecté sont seuls les poisons bactériens naturels. Ce ne sont plus les toxines artificielles, arbitraires et troubles, où les expérimentateurs se perdent eux-mêmes. Les cultures microbiennes naturelles (clinique) et expérimentales produisent des poisons et c'est l'intoxication de l'individu localement infecté qui est la grande cause des manifestations générales, une fois que la maladie infectieuse est confirmée. L'infection pour s'étendre en surface ou dans la profondeur demeure locale pendant toute la durée de la maladie virulente. Ainsi il en est pour la diphtérie, le tétanos, le choléra, etc... le poison isolé par l'expérimentation a reproduit les phénomènes généraux d'intoxication. C'est dans ces toxines, produits de cultures expérimentales souvent disparates, que l'on s'évertue à trouver l'antitoxine applicable à la thérapeutique humaine. Ces poisons expérimentaux empruntent malheureusement de leur spécificité à des terrains spécifiques générateurs variés et disparates. La chimie ajoute au trouble de leur origine. De là des artifices inouïs de la part du savant pour étendre à la thérapeutique humaine l'immunité laborieusement acquise chez telle ou telle espèce animale. Les entraves de l'expérimentation ne sont pas moindres, si la maladie n'est pas inoculable aux animaux. Faudra-t-il attendre pour le traitement pathogénique de la syphilis que le germe se découvre? et une fois découvert, qu'un Auzias-Turenne démontre une fois pour toutes l'inoculabilité au singe ou à une autre espèce animale, pour que l'on puisse expérimenter sur elle et faire retour à l'homme. Les ressources antiseptiques de la syphilis confirmée semblent attiédir la curiosité, moins en ce qui concerne l'agent pathogène qu'en ce qui aurait trait à une antitoxine empirique. M. Pasteur appliqua empiriquement à la rage une prophylaxie curative avant et après la morsure, abstraction faite du germe rabique en utilisant la longue incubation de la rage. A la syphilis, non inoculable aux animaux doit être tentée l'application d'une pareille prophylaxie curative avant ou tout au moins aprèsle chancre, abstraction faite du germe syphilitique et en mettant à profit la longue incubation naturelle de la vérole. Au même titre que la rage, la diphtérie, le tétanos, le choléra, etc... la syphilis est la maladie virulente type, mais sous une forme chronique. L'incubation parasitaire de ces maladies laisse aux individus les attributs de la santé, parfois la plus florissante, qui ne cesse de l'être que par la diffusion du poison. L'insidiosité initiale des maladies virulentes est remarquable. C'est le propre des infections d'échapper à l'individu contaminé dansleur phase initiale, essentiellement locale, et justiciable dès le début d'une seule thérapeutique, la thérapeutique locale et spécifique, comme l'a tant mis en relief Bretonneau dans ses études spéciales sur la diphtérie. La syphilis, malgré sa chronicité ressemble à la diphtérie. L'une est une infection toxhémique aiguë, l'autre une infection toxhémique chronique. La chronicité est chose secondaire. L'espèce syphilitique est plus vivace que l'espèce diphtérique comme l'espèce cancéreuse est elle-même plus fixe que l'espèce blennorrhagique et plus vivace que l'espèce syphilitique. La chronicité est aux espèces morbides ce que la longévité est aux plantes. Si les espèces animales ont le privilège de la vie de relation, par contre, et c'est là une distinction essentielle d'histoire naturelle, les espèces de la nature végétale sont sans exception aucune assujetties à une loi générale, la fixité au sol. Irrévocablement cloué au point où la graine a germé, où la racine s'est développée, le végétal naît, croît et meurt à la même place. La fixité au sol aimé par la graine, tel est dans la nature le partage de l'espèce végétale. Ce principe élémentaire de botanique, il importe au plus haut point de le mettre en relief à une époque où est acquise à la science la nature végétale des espèces bactériennes et de le mettre sous les yeux des nosologistes. La nosologie n'est autre que l'histoire naturelle et les principes d'histoire naturelle sont entièrement applicables à la nosologie. La fixité au sol, loi qui régit à tous les degrés la nature végétale au dehors du terrain animal doit nécessairement s'étendre à celui-ci, lequel réagit à sa façon dans chaque espèce par ses phagocytes et ses humeurs. L'espèce animale d'une organisation supérieure, douée de propriétés mobiles et accommodantes, doit nécessairement satisfaire aux exigences plus fixes et fatales d'une espèce inférieure et à la loi absolument obligée de la nature végétale : la fixité au sol (1). En parasitologie animale ne voyons-nous

(1) Le temps nous a manqué de retracer les grandes lois qui régissent le parasitisme animal, comme le parasitisme végétal. Le parasite animal est essentiellement migrateur, comme le parasite végétal est essentiellement fixe. La flore et la faune nosologiques obéissent aux mêmes lois que la flore et la faune naturelles. C'est grâce à ses folles migrations que l'animal et à son invincible fixité que le végétal assurent sur la terre animale ou végétale leur reproduction et la perpétuation de l'espèce dans la lutte pour la vie.

pas les ectozoaires et les endozoaires, si bas que soit leur degré de dégradation, se souvenir de leur essence animale et garder les attributs rudimentaires de la vie de relation. Assurément l'espèce bactérienne doit sur le terrain animal se souvenir toujours de son origine végétale. C'est dans le plan uniforme de la nature qu'il en soit ainsi. L'espèce microbienne, au même titre que la plante, doit aimer le sol hospitalier qui l'a vue naître. La graine une fois fixée et l'organisme consentant (espèces syphilitique, tuberculeuse, cancéreuse) semble végéter au lieu d'élection néoplasique avec une surprenante fixité (tubercule), une puissance de concentration (syphilome et carcinome) et parfois de rétraction des parties avoisinantes par adhésion irrésistible des tissus progressivement attirés à elle (carcinome), une racine végétale, matrice néoformative, touffe richement exubérante, dont le chevelu radical lympathique puise dans le sol les matériaux d'une nutrition parasitaire et lui rend en retour ses produits toxiques de désintégration organique. Dans la nature nous voyons tous les jours de ces souches végétales extrêmement vivaces, dont le riche chevelu accapare un terrain privilégié, attire avidement la terre végétale, absorbe tous ses sucs, étouffe les espèces avoisinantes et rend aux milieux ambiants (air et sol) les produits semblables de désintégration organique. Les déchets de la vie végétale s'accumulent dans le sol. Si foncièrement riche qu'il soit, le sol s'épuise, il devient progressivement stérile pour la même espèce végétale. Pour un même champ l'agriculteur varie ses récoltes d'une année à l'autre, ou bien il le féconde artificiellement (nitrates, phosphates) ou il le laisse en friche, jusqu'à ce que la pluie, qu'il désire à certaines heures autant qu'à d'autres il la redoute, filtre à travers la terre et emporte au loin les déchets toxiques de la vie végétale. Les déchets du parasitisme végétal, dont les espèces sont aussi volontiers fixes et plus ou moins vivaces sur le sol animal sont diffusés par les humeurs des tissus. L'activité vitale emporte dans la circulation générale les déchets toxiques de la végétation bactérienne, qui dans les maladies infectieuses donnent lieu aux phénomènes généraux ou toxhémiques. L'activité vitale, selon l'idiosyncrasie du sujet, le débarrasse plus ou moins bien des poisons végétaux, comme des poisons animaux ou minéraux. Le sang est l'accumulateur central chargé de la toxine bactérienne. Les émonctoires, véritables soupapes de sûreté, éliminent le poison par toutes les voies glandulaires. Il leur est dévolu dans l'économie humaine le rôle bienfaisant de la pluie en agriculture : obéissant aux lois physiques, elle vient sous l'action de la pesanteur filtrer au travers du sol et le régénérer en vue d'une germination nouvelle en emportant les détritus toxiques de la vie végétale. Au sein de l'humus végétal, c'est la vie sourde et latente, incessamment travaille la chimie des ferments vivants, détruisant, dédoublant, transformant ces déchets toxiques, comme ce travail d'activité biologique incessante est dévolu sur la terre animale aux cellules glandulaires ou éliminatrices. Ainsi se fait la régénération du terrain en histoire naturelle et en nosologie. Ce n'est que par la disparition graduelle des produits toxiques de la vie végétale que l'espèce animale perd graduellement son immunité acquise, comme le sol reprend son ancienne fertilité. L'intoxication générale, aiguë ou chronique, est subordonnée, comme durée, à la durée de l'évolution infectieuse locale. La toxicité naît, croît et décroît en parallélisme parfait avec la naissance, l'accroissement, et la décroissance de l'infection. Le summum de l'intoxication répond au summum de l'infection. La toxhémie aiguë donne dans les infections aiguës une immunité éphémère, c'est l'immunité si légère de la diphtérie, du choléra, de la fièvre typhoïde, etc... La toxhémie chronique des infections vivaces produira une immunité durable : c'est par exemple l'immunité acquise si remarquable de la syphilis. L'antiseptie de la vérole confirmée atténue la virulence du germe infectieux, elle aide puissamment l'économie en relevant la nutrition et en s'adressant aux glandes à éliminer la toxine syphilitique. Dans les maladies infectieuses ou virulentes, les phénomènes généraux relèvent toujours de l'intoxication par la toxine ou virus, que l'infection soit simple ou complexe (associations bactériennes). Le virus dans l'esprit des anciens passait dans le sang. Aujourd'hui nous pouvons affirmer que c'est le poison bactérien qui passe dans le sang. L'infection forme des foyers toujours locaux sur un terrain autrement fixe et stable que le milieu sanguin. C'est le parasitisme végétal qui le veut ainsi. Si la barrière lymphatique avec la diapédèse et la mobilisation phagocytaire n'existaient pas et ne prévenaient pas l'entrée d'emblée des germes infectieux dans la circulation générale, l'infection généralisée, grave, hypertoxique serait bien plus fréquente. La pénétration se fait ordinairement par la voie lymphatique. La pénétration des espèces cancéreuse, syphilitique, diphtérique, etc... est marquée par une lésion anatomique minuscule. C'est un rien sans importance. Le germe ne demande d'ailleurs pas à entrer dans la circulation générale. La graine emportée par l'eau des pluies germera au lieu où elle la déposera pourvu que le sol soit approprié à sa germination. Si elle sait tâter le terrain qu'elle aime, elle obéit aux lois physiques, l'air et les vents, qui la disséminent au hasard ou à son lieu d'élection ou bien c'est l'eau qui l'entraîne. Elle obéit aux lois physiques, comme l'eau pluviale venue des nuages tombe sur le sol, y circule ou l'infiltre et retourne, sous l'action de la pesanteur, aux fleuves ou à la nappe d'eau souterraine et recommence son circuit. La graine végétale, en histoire naturelle comme en nosologie, c'est tout un, la nosologie étant l'histoire naturelle végétale, la graine végétale en liberté n'est pas indifférente au milieu. Elle se recueille et attend pour se fixer. C'est l'instinct de la germination, propre à la vie végétale. Elle tâte le terrain et dans le terrain elle a ses lieux d'élection. Mais une fois fixée, elle est bien fixée, elle se cloue elle-même au terrain, comme dans la nature, c'est la loi de l'espèce végétale, elle s'impose au terrain dont elle subit les influences biologiques. Elle les subit, comme sur terre elle subit les influences de l'air et de la pluie. La voie sanguine est-elle suffisamment béante, si elle n'est pas encore fixée, ou si fixée elle est détachée et reprend sa liberté avec son instinct germinatif, elle est entraînée mécaniquement par la circulation sanguine, comme l'eau pluviale ou le vent secondant son instinct de germination l'entraînent au loin sur un sol approprié. C'est la loi du terrain : l'hydraulique sanguine infecte l'animal en aspirant la graine dans un point béant du circuit cardiovasculaire pour refouler dans l'universalité de l'économie une culture virulente végétale. C'est le milieu, qui sur la terre animale ou végétale entraîne par le sang ou par la pluie une graine bien souvent fixée, qui ne demandait qu'à végéter, croître et mourir localement. C'est le milieu humain qui fait la germination et la culture infectieuse dans le sang. C'est l'individu qui, subissant la loi de sa propre vie organique, s'infecte doublement en aspirant le germe dans le milieu sanguin et refoulant dans la circulation générale une culture infectieuse d'une extrême virulence (charbon, pyohémie, septicémie, etc... Dans le milieu sanguin lui-même, la graine bactérienne aime à se fixer, à pulluler, à se cultiver localement avec les attributs essentiels du parasitisme végétal. L'infection charbonneuse, septicémique, pyohémique, etc... c'est encore l'infection locale sur un terrain mouvant. Elle ne doit sa généralisation qu'à la distribution générale du liquide nourricier. En nosologie, comme en histoire naturelle, les liquides du terrain sont seulement destinés à nourrir la végétation, plus les sucs en sont nutritifs, plus la végétation est luxuriante : de là la riche prolifération bactérienne, qui donne dans les milieux nutritifs du laboratoire des cultures et des toxines extrêmement virulentes. L'eau qui imprègne le sol nourrit la plante, les humeurs de l'espèce animale, qui imprègnent ses tissus et surtout le sang, le liquide nourricier par excellence nourrissent de même la pullulation bactérienne. Celle-ci intoxiquera le sang des déchets de sa vie végétative, comme le fait la nature végétale vis-à-vis du sol. La graine végétale emportée par l'eau de la rivière ne germera pas, ne végétera pas dans l'eau, elle se fixera sur la vase du fond de la rivière ou ses bords selon ses préférences. Sa végétation deviendra exubérante au contact incessant d'une eau qui l'imprègne des matériaux de nutrition pris au hasard. Le milieu sanguin a beau être le meilleur suc nourricier, ce n'est pas ce qu'il faut à la graine bactérienne avide de se fixer et de pulluler sur un terrain stable, de là la colonisation par oasis disséminées des différentes espèces bactériennes dans les différents segments du circuit cardiovasculaire. Avant de se fixer, l'espèce bactérienne tâte le terrain. Elle a ses préférences. Une affinité élective lie la graine à tel ou tel segment de l'endocarde et de l'endartère. L'espèce syphilitique a une prédilection marquée pour l'aorte, les artères cérébrales et les artères périphériques et le domaine de sa pullulation est essentiellement circonscrit. Le pneumocoque s'attaque de préférence aux valvules aortiques, au cœur droit et il aime avant tout les artères corticales du cerveau par opposition à l'espèce tuberculeuse, qui aime les artères de la base comme l'espèce syphilitique. Le rhumatisme pèse de tout son poids sur le cœur et dans le cœur, sur le cœur gauche et dans le cœur gauche sur la valvule mitrale. L'espèce rhumatismale s'acharne spécifiquement sur la valvule mitrale et puis sur les valvules aortiques. Avec quelle puissante fixité ce parasite travaille sournoisement son terrain privilégié et s'acharne coup sur coup sur les valvules de la mitrale, rouage essentiel de la physiologie cardiaque ! C'est par poussées successives, parfois frustes, qu'il fait du rhumatisant un cardiaque et le mène à l'asystolie par usure élective de la mitrale. Toutes les infections, le plus souvent associées, peuvent toucher l'endocarde, vulvulaire ou cardiaque et l'endartère avec des tendances aussi fixes et une affinité aussi élective. La fixité au terrain d'adoption et le caractère essentiellement circonscrit de la pullulation n'apparaissent-ils pas avec la dernière évidence dans les endocardites végétantes ulcéreuses. C'est en pareil cas que l'on trouve sur les valvules sigmoïdes, sur la valvule mitrale, sur les cordages tendineux des muscles papillaires, sur le septum médian tantôt une végétation du volume d'un pois, d'une fraise, tantôt une agglomération, une guirlande, une couronne de végétations plus petites, les unes aplaties, papilliformes, verruqueuses, framboisées, les autres pédiculisées et comme prêtes à se rompre, et puis c'est le processus ulcéreux essentiellement fixe et local qui, partant d'un centre, s'étend par continuité dans une atmosphère circonscrite avec un caractère rongeant et térébrant propre aux espèces ulcéreuses associées. Ainsi se fait avec fatalité la perforation d'une valvule, la rupture d'un pilier ou la destruction partielle ou totale du septum interventriculaire, comme se détruit, sous l'action typhique avec les dimensions exiguës d'une lentille, la cloison nasale ou la dernière portion de l'iléon, comme se perfore dans l'ulcère simple la paroi de l'æsophage, de l'estomac ou du duodénum sous une influence ulcéreuse, essentiellement fixe, circonscrite, insulaire ou non et récidivante, qui ne peut relever que du parasitisme végétal. Ne dirait-on pas que les endocardites végétantes ulcéreuses sont faites pour mettre en relief les attributs généraux du parasitisme végétal : élection du terrain, pullulation essentiellement fixe du parasite, évolution fatale sur place comme pour le tubercule vivant de Laennec, c'est-à-dire naissance, croissance et mort, dans le point de l'endocarde où la graine s'est déposée, a germé et levé, grossissement par intussusception du foyer parasitaire ou extension périphérique par continuité de la pullulation végétale, qui affecte la disposition monoinsulaire ou multiinsulaire à îlots isolés ou confluents, maximum de pullulation végétale sur une surface toujours circonscrite et régénération de l'espèce parasitaire éteinte par des graines qui, mises en liberté par la suppuration, ne demandent au sang que de les fixer ailleurs pour recommencer de nouveaux cycles d'évolution locale. La dégénérescence ulcéreuse des néoformations végétantes de l'endocarde est marquée par de petites plaques jaunâtres qui grossissent et se multiplient ; elles rappellent la dégénérescence jaunâtre et opaque des tubercules gris et demi-transparents. De leur confluence, comme de la confluence des tubercules jaunes crus de Laënnec résultera le ramollissement, l'ulcération et la suppuration. C'est une fabrique de pus chaud ou froid qui déverse ses produits dans la circulation générale. C'est la mise en liberté des graines bactériennes de la suppuration ou de la tuberculose qui, embolisées çà et là dans l'économie, vont recommencer avec une virulence toujours la même et toujours nouvelle leur œuvre ulcéreuse en passant par les mêmes phases d'évolution toujours locale. Le sang intoxiqué par le poison du foyer parasitaire primitif est vacciné contre l'infection secondaire. Fluide excréteur, il tend à éliminer les germes infectieux et les toxines, émanés de l'éruption parasitaire primitive, par toutes les voies glandulaires de l'économie animale et en remplissant son rôle de dépuration infectieuse et toxique le sang embolise mécaniquement les germes dans la tête, les membres ou viscères. Les parasites végétaux sont ainsi embolisés dans les artérioles terminales du cerveau, de la moelle, des membres, de la rate, de l'estomac, du foie, des reins, de l'intestin, du testicule, etc... La fréquence des embolies microbiennes dans la partie supérieure du corps, le cerveau et l'hémisphère gauche de ce viscère tient à la largeur et à la disposition anatomique, des gros troncs artériels de la crosse aortique, qui ont leur lumière largement béante pour les métastases infectieuses. Une évolution infectieuse locale se produit à nouveau sur un terrain stable et plus ou moins approprié. Une éruption infectieuse secondaire se développe localement avec une infectiosité ordinairement moindre que l'éruption infectieuse primitive. Cette infection secondaire se fait autour d'un centre, c'est-à-dire d'un noyau segmentaire vasculaire, elle est autonomique, elle évolue pour son propre compte, comme le foyer parasitaire initial, naissant, croissant et mourant sur place. Le parasite végétal évolue localement, où tombe la graine, il naît, croît et meurt avec une invariable fixité, et des caractères spécifiques toujours comparables, que l'éruption parasitaire soit primitive, secondaire ou tertiaire. Il évolue toujours identique à lui-même, qu'il s'agisse d'infection aiguë (fièvre typhoïde, pneumonie, oreillons) ou d'une infection chronique (cancer, tuberculose, syphilis). C'est ainsi que l'embolie parasitaire crée par colonisation circonscrite l'artérite d'une artère ou d'une artériole d'un membre, d'une artère viscérale, cérébrale, méningée, médullaire..., spermatique, etc... Ainsi s'expliquent l'aphasie et la chorée du rhumatisme ou de la fièvre typhoïde, les troubles dysphasiques, aphasiques et paralytiques, l'hémimyélite et la myélite en foyer du syphilitique secondaire ou tertiaire. L'irrégularité d'éparpillement des emboles parasitaires et l'étroitesse de circonscription où se cantonne la culture du parasite syphilitique dans les centres cérébrospinaux font que les troubles paralytiques de la syphilis cérébrospinale sont « moins purs, moins méthodiquement circonscrits, moins systématiques, que les paralysies vulgaires. » C'est une colonisation parasitaire circonscrite qui amène l'artérite tuberculeuse, typhique, l'orchite ourlienne, etc., l'artérite radiale ou temporale de la syphilis, où le caractère, essentiellement circonscrit de la culture parasitaire qui évolue sous le doigt éclate dans tout son jour et nous montre ce qui se passe dans le cerveau ou la moelle. Que le parasite évolue dans l'artère nourricière de la circonvolution de Broca et l'aphasie pourra se montrer isolée, sans paralysie, dans la syphilis, comme dans le rhumatisme ou la fièvre typhoïde. Les vascularités segmentaires fixes sont l'apanage de toutes les infections aiguës et chroniques, qu'elles relèvent des agents spécifiques de ces infections ou d'associations bactériennes. C'est en voulant éliminer par les émonctoires avec la toxine les agents infectieux échappés du foyer parasitaire primitif de la syphilis que le sang toxique pour ces germes et vacciné contre l'infection secondaire, les éparpille au hasard dans les divers segments terminaux de l'économie. L'action organique fatale, de l'hydraulique sanguine infecte l'individu de place en place. Le sang est le tissu vecteur et métastatique de l'infection. Il en dissémine irrégulièrement les agents dans les diverses parties du corps, dans les viscères en général et en particulier. L'éloignement du viscère ne le met pas à l'abri des embolies parasitaires, nous en avons la preuve avec les orchites ourlienne, typhique et syphilitique. C'est du parasitisme essentiellement circonscrit, comme dans tel ou tel département artériel du cerveau et de la moelle. La fréquence des accidents cérébraux dans la syphilis et dans les infections parasitaires, leur défaut de systématisation, leur singulière irrégularité d'allures, sont le fait d'embolies et de thromboses artérielles nettement circonscrites. C'est du parasitisme essentiellement fixe et localisé. Elles tiennent dans la syphilis comme dans la dothiénentérie cérébrale ou médullaire à la disposition anatomique de l'aorte et de ses branches, aux embolies infectieuses éparses au hasard, sans ordre, sans régularité et en nombre variable. Le parasite évolue secondairement sur place dans une atmosphère essentiellement circonscrite. C'est la vie organique de l'animal qui, par l'impulsion sanguine, sème par ci, par là autant de colonisations artérielles, d'oasis parasitaires vivantes et autonomes, qui évoluent chacune pour leur compte. Elles possèdent et manifestent les attributs de la vie : elles naissent, croissent et meurent sur place avec les caractères de l'espèce. C'est, comme disait Laënnec du tubercule, un véritable tissu vivant qui possède en lui-même les causes des changements qu'il éprouve et en se ramollissant, après avoir été dur, ne fait qu'arriver à la mort, suivant en cela la loi de tout être doué de vie. C'est un fruit qui mûrit et se gâte sur place. Les pépins du fruit sont emportés par le sang sur le terrain animal, comme par l'eau du sol dans la nature. Ils assurent indéfiniment la reproduction du végétal et la perpétuation de l'espèce par des fruits et des pépins régénérateurs semblables. La circulation propre à l'espèce animale fait rouler la graine bactérienne dans un cercle sans fin ; aussi l'individu est-il fatalement voué à une infection indéfinie de distance en distance du fait de l'action mécanique du sang, qui entrave son action éliminatrice. C'est l'infection métastatique primaire, secondaire, tertiaire, etc..., dans les infections aiguës et chroniques. La toxhémie disparaît à la longue par élimination des toxines avec la disparition du foyer parasitaire primitif et la réceptivité nouvelle du syphilitique permet aux germes perdus dans tel ou tel organe d'évoluer encore. Ainsi, la terre fortement labourée après un long repos ou abandonnée elle-même après plusieurs années de labourage fait germer une multitude de graines d'une même espèce qu'elle renfermait dans son sein depuis plusieurs années. L'éruption tertiaire n'est en somme sur un terrain qui n'est plus tout à fait le même que la reproduction spécifique de l'éruption primitive. Lesyphilome tertiaire va naître, croître et mourir sur place comme l'éruption parasitaire primitive. C'est toujours la même espèce, qui produit les mêmes fruits, et ces mêmes fruits mûrissent et se gâtent où la graine végétale a germé et levé. Laënnec avait admirablement vu les allures parasitaires et métastatiques de la tuberculose. Il avait surpris, à ses diverses phases, l'évolution du tubercule et l'ordre de succession dans les organes des éruptions tuberculeusesse condaires : « dans le plus grand nombre des cas, le développement des tubercules est évidemment successif et l'on trouve dans le même poumon des tubercules dans les divers degrés de développement 1) à l'état de granulations, soit grises, soit incolores et demi-transparentes, 2) à celui de tubercules gris plus volumineux et déjà jaunes et opaques au centre, 3) à celui de tubercules déjà jaunes et opaques, mais encore fermes, 4) à celui d'infiltration tuberculeuse grise, gélatiniforme ou jaune, 5) à celui de tubercules ramollis surtout vers le centre, 6) à celui d'excavations plus ou moins complètement vides. » Puis après avoir décrit l'évolution parasitaire isolée, il suit le parasite dans sa marche. « On trouve dans le même poumon des preuves évidentes de deux ou trois éruptions secondaires successives et presque toujours alors on peut remarquer que l'éruption primitive occupant le sommet du poumon est déjà arrivée au degré d'excavation, que la seconde située autour de la première et un peu plus bas est formée par des tubercules déjà jaunes au moins en grande partie mais peu volumineux encore, que la troisième, formée de tubercules miliaires crus avec quelques points jaunes au centre, occupe une zone plus inférieure encore et enfin que la base du poumon et son bord inférieur présentent une dernière éruption de tubercules miliaires tout à fait transparents, dont on trouve encore quelques-uns çà et là dans les intervalles laissés par les éruptions précédentes. L'infiltration tuberculeuse grise ou gélatiniforme est presque toujours due à une éruption secondaire ; le plus souvent même elle ne paraît qu'après une éruption secondaire de tubercules miliaires. Les éruptions secondaires ne se bornent point aux poumons. C'est toujours à la même époque c'est-à-dire au moment du ramollissement des tubercules formés les premiers que des productions semblables se développent dans une multitude d'autres organes. » Ce que Laënnec dit du tubercule doit s'étendre à toutes les infections parasitaires aiguës et chroniques. Le parasitisme végétal, c'est la fixité au sol, l'espèce bactérienne est condamnée à naître, croître et mourir dans une atmosphère essentiellement locale et circonscrite, elle doit évoluer fatalement, où la graine est tombée, comme les plantes du monde extérieur. Ce n'est qu'en ruinant son terrain d'implantation, comme dans la nature que le parasite infectieux se régénère par des graines, qu'il met en liberté et dissémine de toutes parts. La graine emportée par le sang et guidée par son instinct de germination va se fixer ailleurs sur un terrain stable et approprié ; elle assure indéfiniment la reproduction du végétal et la perpétuation de l'espèce. Une évolution cyclique identique recommence avec fatalité et c'est une chaîne sans fin, car la graine roule dans la circulation. Elle s'élimine par les voies glandulaires ou épuise son activité végétative. Si l'espèce parasitaire est vivace, l'infection demeure toujours locale, elle se fait invariablement par des éruptions successives, elle ne devient générale que lorsque le parasitisme végétal a perdu tous ses droits et ne peut plus satisfaire aux lois de l'espèce. Les agents microbiens pénètrent dans la circulation par effraction des foyers infectieux primitifs ou secondaires. Le sang vacciné par la toxine de ces foyers parasitaires est réfractaire à la pullulation. C'est d'ailleurs un milieu instable pour l'infection. Les embolies microbiennes en sont la conséquence obligée, elles sont le fait mécanique de l'impulsion sanguine, mais au même titre que le leucocyte, cette cellule vivante est douée de la vie de relation, la graine bactérienne, cette autre cellule vivante, a aussi un rudiment de vie extérieure, comme toutes les graines végétales, c'est son puissant instinct de germination. Cet instinct la guide malgré l'action brute de l'impulsion sanguine vers son terrain de prédilection, pourvu que, chemin faisant, elle ne rencontre pas l'ennemi instinctif du terrain animal : le phagocyte. Obéissant à son instinct germinatif, bien plus qu'à l'action mécanique du sang, la graine bactérienne s'essaie, tâtonne, se recueille et finalement s'implante au lieu d'élection ou dans la mesure du possible. Elle se fixe irrésistiblement sur un terrain dont l'activité vitale va se déployer pour son élimination avec la lutte phagocytaire. C'est la lutte des espèces animale et végétale dans le monde des infiniment petits. C'est la loi de la nature végétale qui tend à s'imposer à la nature animale au même titre que la nature minérale s'impose elle-même à la nature végétale. Pour peu qu'il ait pris droit de domicile le germe, subissant la loi de son espèce, acquiert une fatale et irrésistible fixité au terrain. Il s'impose de plus en plus et triomphe de toute la puissance de fixité propre à la nature végétale. Le terrain ne peut que s'assujettir aux lois inéluctables du parasitisme végétal. Il doit nourrir le parasite de son sang et le débarrasser par ses humeurs de détritus qui seraient toxiques pour sa pullulation, comme cela se passe dans les cultures expérimentales. C'est la vie à deux, la nutrition partagée dans toute l'acception du mot, à la charge du terrain aux différents temps de la nutrition aussi bien pour l'élimination que pour l'absorption. Il y a chez l'infecté une double vie organique, l'une qui appartient au parasite végétal, l'autre propre au terrain animal. La végétation bactérienne se compose d'une succession incessante d'assimilation et d'excrétion ; par elle la bactérie transforme sans cesse en sa propre substance les molécules organiques du terrain et rejette ensuite ces molécules, lorsqu'elles lui sont devenues hétérogènes. Ces produits constants de la vie sont les poisons bactériens, ils sont l'analogue des poisons animaux pour la vie organique animale. Le parasite végétal, comme les espèces végétales de la nature, n'existe qu'au dedans de lui, il n'a avec le milieu animal que des rapports de nutrition, il naît, il croît, il périt au sol qui en reçut le germe, comme les plantes naturelles. Il a sa vie à lui, son indépendance, son autonomie, malgré son parasitisme. Il est fixé au terrain. A celui-ci incombe la tâche de le nourrir de ses sucs. Dans la nature c'est l'eau qui est le liquide nourricier et excréteur de l'espèce végétale et sur le sol humain, c'est le sang qui est le liquide nourricier et excréteur du parasite végétal, comme de l'individu malade. En dehors de sa volonté, l'infecté a une vie organique végétale autonome greffée à sa propre vie organique également autonome et il doit éliminer par ses glandes les produits toxiques de cette double vie organique, végétale et animale. La prépondérance vitale du terrain sur le parasite infectieux lui est assurée, tant que les organes fonctionnent relativement bien, tant que le taux de la nutrition est élevé; le taux élevé de la nutrition c'est l'excrétion physiologique, la dépuration sanguine, la double élimination par les glandes des toxines bactériennes et des toxines animales. Dans les maladies infectieuses le sang est l'accumulateur de la toxine, comme aux yeux de nos devanciers il accumulait le virus. Tout raillés qu'ils étaient, les médecins de Molière et de Lesage avaient l'intuition du vrai, en octroyant en abondance dans les maladies virulentes les stimulants glandulaires, les ptisanes végétales, les apozèmes, l'eau chaude, les purgations fréquentes ou drastiques, les émissions sanguines, les fumigations, les vésicatoires en permanence, autant de traditions populaires encore dans nos campagnes et ils éliminaient de la sorte le virus. Aujourd'hui nous éliminons la toxine. Le traitement végétal de la syphilis n'a pas d'autres indications, ni d'autres effets en provoquant la sudation, la diurèse etc..., et en entraînant au dehors le virus syphilitique. Que la tuberculose ou la syphilis atteigne l'individu sans tare héréditaire ou acquise, suffisamment jeune et résistant, grâce à un traitement et une hygiène appropriés et en raison de la bonne qualité de ses tissus, la syphilis et la tuberculose seront généralement bénignes et même curables. La malignité du parasitisme s'atténuera grâce au fonctionnement physiologique et à l'élimination des excreta toxiques. Que la vérole tombe sur l'alcoolique, âgé, dystrophié, etc..., ou que la tuberculose évolue héréditairement ou non sur un sol scrofuleux, nativement débile, le parasitisme et l'intoxication exerceront des ravages effroyables, comme chez le cancéreux jeune, nativement cancérisable. La terre est souvent foncièrement mauvaise en nosologie, comme en histoire naturelle, que la basse qualité de sa trame organique tienne à l'épuisement ou à l'état naturel. Dans la nature, à l'encontre de ce qui se produit sur le terrain animal, la graine végétale aime à se fixer sur les meilleurs terrains. Elle a les plus nobles aspirations que comporte son espèce : le champ de la nature est livré à son puissant instinct de germination, elle est secondée dans ses pérégrinations par le vent, la pluie, les animaux inférieurs etc..., une fois fixée au sol, elle a en elle-même la puissance de végétation suffisante, pour ne pas succomber dans l'opulence, comme il arriverait à la graine parasitaire : la graine bactérienne est au contraire essentiellement parasitaire comme les espèces inférieures du parasitisme animal, elle est déchue, dégradée, avilie. C'est dans des sols également déchus, dégradés, avilis, que la graine rencontre la trame bassement organisée que réclame son parasitisme. Le propre des maladies infectieuses est leur nature végétale. Le parasitisme végétal, c'est en nosologie, comme dans la nature, la fixité au terrain, l'évolution de la vie végétale dans une atmosphère limitée, l'extension sur une surface ou à une profondeur variable. La pullulation se modèle sur la forme des organes, elle suit leurs contours, elle obéit à leurs dispositions anatomiques réciproques. La pesanteur la porte vers la déclivité. La progression par continuité ou par ilôts métastatiques étend la pullulation de bas en haut (1). L'infection est de sa nature essentiellement circonscrite. Elle ne dépasse pas le plus souvent les limites naturelles d'un organe et dans un organe, elle aime volontiers certains districts. La pneumonie n'est point elle-même une infection générale ? C'est l'intoxication qui est générale et la pullulation du pneumocoque est encore bornée, si large que soit la surface respiratoire du poumon. C'est toujours le même parasite végétal, fixé au terrain, évoluant, s'étendant de proche en proche. C'est du parasitisme végétal, qui naît, croît et meurt à la même place, comme le tubercule de Laennec. Partout et tou-

(1) Pneumonies lobulaire et lobaire.

jours le parasite évolue sur place, comme les plantes de la nature. Où la graine s'est fixée, évolue fatalement jusqu'à épuisement de la terre, l'espèce végétale, en nosologie comme en histoire naturelle. Le parasitisme végétal veut que les maladies infectieuses, si générales qu'elles paraissent, soient avant tout et toujours essentiellement locales et circonscrites, c'est la faute de l'individu infecté s'il en est autrement, ce qui trompe, c'est la largeur d'atmosphère locale du parasitisme dans les infections aiguës et l'on dit : « maladies infectieuses générales aiguës. » Ce qui est général, c'est l'intoxication. Ce qui fait encore croire générales les maladies infectieuses, ce sont les métastases infectieuses secondaires dans les infections aiguës et chroniques ou enfin c'est l'apparente généralisation d'une infection parasitaire, mais la prétendue généralisation granulique du cancer ou de la tuberculose, c'est le nec plus ultra de la localisation parasitaire, qui se fait à l'infini avec des dimensions microscropiques. La généralisation ne tient pas au parasite végétal, malheur à l'individu si ses tissus ne valent rien, il s'infectera en embolisant dans l'universalité de l'économie un parasite qui ne demande instinctivement qu'à se fixer et évoluer localement. C'est l'instabilité du terrain sanguin qui fait la culture généralisée rendue possible par la dégénérescence organique et fonctionnelle de tous ses tissus. Si on a trouvé des bacilles dans le sang, on ne les a pas trouvés dans la diphtérie, le choléra, le tétanos, etc... Que l'on songe à la rareté du bacille d'Eberth dans le sang des typhiques, du bacille de Koch dans le sang des poitrinaires et par contre, à leur extrême abondance dans la granulie, et malgré leur extrême abondance, ils n'en aiment que plus à se fixer sous forme de petits foyers microscopiques et il « grêle alors des tubercules », suivant l'heureuse expression de M. le professeur Peter. Le parasite végétal aime toujours à se fixer, il veut évoluer localement, il veut naître, croître et mourir sur place, pour se reproduire et perpétuer l'espèce. Le sang, assurément, contient des bacilles dans les infections et principalement dans certaines infections. Il n'y aurait pas sans cela de métastase infectieuse possible. Les agents infectieux qui pénètrent dans la circulation ont traversé l'atmosphère lymphatique. La lutte phagocytaire les a comme étourdis. Leur virulence n'est pas perdue, mais arrivés dans la circulation ils sont en présence d'un liquide qui n'est pas leur milieu instinctif et de plus est aussi toxique pour eux que pour l'infecté. Le sang, n'est-il pas vrai, opère à la phase d'intoxication une vraie décharge infectieuse éliminatrice ; roulant dans le torrent sanguin, les agents infectieux s'embolisent çà et là dans tel ou tel viscère. Les métastases des infections aiguës (méningite à pneumocoques) et des infections chroniques (cancer. tuberc. syphil.) tiennent, malgré la bonne volonté éliminatrice du sang, aux conditions physiques de l'hydraulique sanguine ! Le sang n'est point approprié au parasite végétal. La graine bactérienne ne fructifie dans le milieu sanguin que si ce milieu est vierge de toxines de son espèce ou si la porte d'entrée a été primitivement large. Or, dans les conditions ordinaires le sang est déjà intoxiqué et comme vacciné du fait du foyer parasitaire initial. Si le sang contient les germes infectieux, ce n'est pas comme liquide nourricier, mais comme liquide excréteur. Il est aussi toxique pour eux que pour l'individu infecté. Il les pousse de toute la puissance de l'activité vitale par la peau, les muqueuses, les reins, comme il élimine les toxines par les mêmes voies. De là ces néphrites infectieuses et toxiques si communes, comme l'a remarqué M. Bouchard, ce sont de vraies décharges infectieuses et toxiques de l'organisme en souffrance, car le sang est l'accumulateur de la toxine et des agents infectieux, de là les éruptions exanthématiques ou énenthématiques de la diphtérie, de la rougeole, de la scarlatine, de la variole, de la syphilis secondaire, de la granulie, de la dothiénentérie, etc... C'est la toxine parasitaire qui donne lieu à l'exanthème sur les muqueuses et à l'exanthème sur la peau. La crise dans toutes ces infections aiguës ou chroniques sera la revanche de l'organisme avec l'expulsion des derniers déchets toxiques d'un végétal qui a terminé son évolution vitale. Dans les infections aiguës, les toxines sont vite éliminées, l'immunité acquise est éphémère, c'est le cas de la diphtérie, de la dothiénentérie, de l'érysipèle, etc... Il en est autrement dans la syphilis, la tuberculose et le cancer. Les toxines dont la toxicité est liée à l'infectiosité du germe, sont chroniquement éliminées; elles le sont infiniment mieux dans la syphilis que dans la tuberculose, et dans la tuberculose que dans le cancer, en raison de l'âge et de l'intégrité de la nutrition et de l'élimination. La toxine bactérienne naturelle est, nous l'avons dit, la toxine bactérienne de l'homme malade, c'est celle qui empoisonne le syphilitique, le tuberculeux ou le cancéreux et crée la cachexie syphilitique, tuberculeuse et cancéreuse. La cachexie de ces infections chroniques est la toxhémie chronique, d'autant plus accentuée que les rouages de l'élimination glandulaire sont, comme dans l'urémie, plus sérieusement compromis. La toxine de ces infections est bien spécifique, elle est doublement spécifique. Chez l'homme, le poison bactérien est le produit de l'espèce bactérienne sur l'espèce humaine ; c'est avec le sang de l'espèce humaine que se nourrit l'espèce bactérienne, le travail synthétique de la cellule végétale fabriquera, avec le suc animal, un poison d'origine animale. La spécificité du poison syphilitique, tuberculeux et cancéreux se tirera doublement de la spécificité de l'espèce correspondante et de l'espèce humaine infectée, tout en tenant compte des variations idiosyncrasiques, autant du côté de la graine que du terrain. C'est dans le sang du syphilitique, du cancéreux et du tuberculeux que se trouve la vraie toxine spécifique de la syphilis, du cancer et de la tuberculose. Le sang accumule la toxine vraiment spécifique, c'est l'antitoxine spécifique pathogénique de la syphilis, du cancer et de la tuberculose. La toxine ou antitoxine existe à l'état de pureté dans le sang, mais pour que le sérum sanguin stérilisé soit vraiment et spécifiquement antitoxique contre les infections syphilitique, tuberculeuse et cancéreuse, la logique veut que l'expérimentation aille de l'espèce humaine à l'espèce humaine, d'une espèce animale à une même espèce animale. Agir autrement, c'est s'exposer à bien des illusions expérimentales par dérogation aux lois de l'espèce. L'effort du laboratoire doit se concentrer tout entier sur la dissociation à tout prix du germe pathogène et de sa toxine spécifique, abstraction faite du germe connu ou inconnu. Ce qu'il faut à tout prix, c'est la vraie toxine spécifique, dissociée du germe infectieux et extraite, ou des cultures naturelles (humeurs de l'homme malade), ou des cultures expérimentales. Ce qui importe à l'art, n'est point le germe infectieux. Après, comme avant la découverte du bacille de Koch, le problème thérapeutique de la tuberculose est le même. Ce qui importe est sa toxine spécifique, non pas ses toxines spécifiques expérimentales : v. g. tuberculine de Koch, tuberculocidine de Klebs, etc., et autres toxines arbitraires, mais la toxine seule vraiment spécifique, empreinte de la double spécificité de la graine et du terrain, de la spécificité de l'agent infectieux et du terrain humain, en ayant encore égard aux variations idiosyncrasiques du côté de la graine et surtout du terrain. Ce qui importe, c'est le poison bactérien doublement spécifique de l'homme malade. A un moment donné des maladies infectieuses qu'il appartient à l'expérimentation de surprendre (période d'intoxication), lui seul peut être l'antitoxine vraiment pathogénique de la syphilis, du cancer et de la tuberculose encore en incubation. L'antitoxine vraiment efficace, c'est la toxine pure du parasite végétal, qui est entraînée par le sang du foyer parasitaire local dans la circulation générale, c'est dans le sang du syphilitique, du cancéreux et du tuberculeux qu'est accumulée la toxine pure du parasite végétal, c'est l'antitoxine spécifique pathogénique de ce même parasite. C'est le sérum stérilisé du sang, toxique pour le germe syphilitique, cancéreux et tuberculeux qui doit être, à titre d'antitoxine spécifique, déversé dans la circulation générale de l'individu infecté, alors que l'individu infecté couve encore la syphilis, le cancer et la tuberculose. Le sang n'est pas seulement le fluide nourricier de l'économie animale, il en est aussi le fluide excréteur; il est l'accumulateur de la toxine ou antitoxine bactérienne chez les individus irrémédiablement en proie à l'infection et à l'intoxication. Les toxines bactériennes des humeurs du syphilitique, du cancéreux et du tuberculeux sont les toxines vraiment naturelles, les antitoxines vraiment et doublement spécifiques, applicables à la thérapeutique humaine. Les toxines bactériennes passent du sang dans les excreta sanguins : l'immunité éphémère des infections aiguës en est la preuve, l'immunité durable de la syphilis se perd à la longue; aussi est-ce le sérum sanguin (ou urine) isolé et stérilisé du syphilitique secondaire et non le sérum (ou urine) du vieux syphilitique, qui doit être antitoxique contre l'infection syphilitique en incubation. Les humeurs, dans les maladies infectieuses, aigües ou chroniques en pleine période de généralisation apparente ou intoxication (diphtérie ou syphilis) doivent toutes, après stérilisation, être applicables à la thérapeutique humaine, à titre d'antitoxines empiriques, préventives et curatives, quand ces maladies infectieuses sont encore en incubation. Les vertus immunisantes de l'urine ont été mises en lumière : en filtrant les urines d'animaux irrémédiablement infectés et intoxiqués, M. le professeur Bouchard a constaté les propriétés immunisantes des urines filtrées, c'est-à-dire stérilisées vis-à-vis d'animaux infectés de même espèce et seulement encore en incubation. Il ne doit pas en être autrement dans la syphilis, la tuberculose et le cancer. La toxine bactérienne de l'urine (pyocyanique) ne saurait posséder ses qualités immunisantes entières contre l'infection pyocyanique. Les toxines parasitaires de l'urine filtrée, syphilitique, tuberculeuse et cancéreuse ne sauraient non plus avoir toute leur puissance immunisante contre les infections initiales de la syphilis, de la tuberculose et du cancer. Le foie, les reins, les glandes brûlent et transforment la toxine bactérienne du sang en vue de son élimination. La toxine bactérienne du sang est vierge de leur action chimicobiologique, elle est la seule et vraie toxine ou antitoxine spécifique du germe infectieux. Les métamorphoses glandulaires des toxines nous expliquent pourquoi la toxine urinaire n'est plus et ne peut plus être la toxine sanguine, que le parasite diffuse au milieu sanguin, pour ne pas s'empoisonner avec elle comme dans les cultures artificielles, celle qui est sa seule et vraie toxine ou antitoxine spécifique. Que l'on se serve de l'urine du cancéreux, du tuberculeux, du syphilitique, en pleine et irrémédiable intoxication (à l'encontre de ce qui se passerait avec le sérum stérilisé du sang), le produit de filtration urinaire contiendrait, avec la toxine ou antitoxine bactérienne altérée, les toxines animales « idiosyncrasiques » de l'individu malade, et on injecterait avec ces poisons animaux extrêmement toxiques la toxine ou antitoxine bactérienne déjà altérée par les combustions glandulaires de l'individu intoxiqué. Les vertus immunisantes de l'urine ne peuvent donc pas être les vertus immunisantes du sérum sanguin, tout en expérimentant d'une même espèce à une même espèce animale. C'est dans le sérum sanguin stérilisé du syphilitique, en pleine période secondaire de généralisation apparente ou intoxication que se trouve la toxine ou antitoxine spécifique, applicable à l'individu infecté qui couve encore sa syphilis. L'expérimentation peut nous dire la valeur antitoxique vis-à-vis des infections initiales tuberculeuse, cancéreuse développées chez l'animal, des humeurs stérilisées de l'homme tuberculeux, cancéreux irrémédiablement infectés et intoxiqués : sérum sanguin, urine, sueur, etc..... (1) Reste la syphilis non inoculable aux animaux. M. Pasteur est entré dans la voie empirique après Jenner. Il a appliqué à la rage une prophylaxie curative avant et après la morsure, abstraction faite du germe rabique, et en mettant à profit la longue incubation de la rage. Il convient de tenter empiriquement une prophylaxie curative de la syphilis avant ou tout au moins après le chancre, abstrac-

(1) Si les humeurs antitoxiques de l'homme (Tuber. canc. syphil. Rhumatis.) sont prophylactiques et curatives chez telle espèce animale, à fortiori elles sont applicables à la thérapeuthique humaine.

2) Pour que les expériences avec les humeurs cancéreuses soient comparables, il est évident que le sérum stérilisé du cancéreux gastrique convient seul à une infection carcinomateuse stomacale, les espèces cancéreuses, à malignité variée, devant être multiples.

tion faite du germe syphilitique en utilisant la longue incubation naturelle de la vérole. Comme la rage, la diphtérie le tétanos, etc., la syphilis est le type de la maladie virulente, mais sous une forme chronique. La syphilis et la diphtérie sont deux maladies virulentes, l'une est essentiellement chronique et l'autre essentiellement aiguë Nous avons vu que l'espèce syphilitique est plus vivace que l'espèce diphtérique, comme l'espèce cancéreuse est elle-même plus vivace que l'espèce syphilitique. Nous avons mis en relief les attributs essentiels du parasitisme végétal. La fixité au terrain où est tombée la graine est la loi des infections aiguës et chroniques. Nous avons montré avec quelle admirable précision se révèlent absolument vraies les prévisions du médecin de Tours, la dissociation du poison non plus seulement pour la diphtérie, mais pour le tétanos, le choléra, le dothiénentérie, etc., etc., mais ces toxines expérimentales ne sont que trop souvent tarées dans leur origine par violation des lois de l'espèce, non pas seulement du côté de l'espèce microbienne qui réagit différemment sur les différentes espèces animales, mais surtout et avant tout du côté du terrain morbide qui réagit bien plus encore à sa façon non seulement d'une espèce à l'autre mais entre les individus d'une même espèce, selon leur idiosyncrasie complexe. On a fait la dissociation du poison et du germe par le filtre de Chamberland, la filtration sur porcelaine avec l'appareil de Kitasato, etc... pour les cultures expérimentales on a isolé la toxine charbonneuse en tuant par la chaleur la bactéridie et les spores charbonneuses (Pasteur). Les modes de dissociation sont variés et perfectibles... Le microbe ne filtre pas, la toxine soluble se trouve dans le produit de filtration. Si la toxine n'est pas soluble, l'éther et autres agents doivent pouvoir la rendre soluble. Rappelons aussi les tentatives faites pour guérir la tuberculose humaine avec le sang de la chèvre et autres animaux immunes. Si la syphilis n'est pas inoculable aux animaux, malgré les affirmations contraires d'Auzias-Turenne, ne serait-il pas possible d'éluder la difficulté? N'est-il pas certain que l'intoxication syphilitique est le seul fait de la toxine syphilitique, comme le choléra, le tétanos, la diphtérie, etc... sont le fait des poisons correspondants, ce qui à l'heure actuelle est un fait acquis. Ce qui fait l'impuissance du transport à la médecine humaine des antitoxines spécifiques de l'expérimentation, c'est que dans les expériences faites avec un germe infectieux donné ou passe avec trop de sans-gêne d'une espèce animale à l'autre et puis d'une espèce à une autre espèce et le sérum (ou urine) stérilisé du syphilitique secondaire est bien autrement applicable à la thérapeutique que le sérum caprique à la tuberculose. Le chancre est certain ou presque. L'individu est voué ou à peu près à la syphilis, comme cet autre est voué à la rage. La durée d'incubation est longue. Entre le moment où le chancre est à peu près diagnostiqué et celui où la généralisation apparente ou intoxication éclate avec la roséole, la fièvre syphilitique, etc... et autres phénomènes généraux, il y a là une période précieuse à utiliser pour entraver la pullulation commençante, pour immuniser le syphilitique, qui couve une infection locale, laquelle est et demeure locale par extension continue dans l'atmosphère lymphatique (adénites généralisées), avec la puissante fixité du parasitisme végétal, il y a là un temps précieux pour l'immuniser avec le sérum (ou l'urine) stérilisé du syphilitique secondaire en proie à une irrémédiable infection et intoxication. Si le germe syphilitique ne prend pas sur les animaux, il serait intéressant de connaître l'action des humeurs stérilisées du syphilitique secondaire sur les espèces animales, comme l'action antitoxique du sérum des animaux sur la syphilis commençante et confirmée dans l'espèce humaine. Il est possible que le produit de filtration des humeurs du syphilitique : sang, urine soient toxiques chez les animaux. Le rat s'est montré réfractaire au poison diphtérique comme au bacille de Lœffler. Assez d'expériences se sont contredites dans l'expérimentation pour résoudre d'emblée la question par la négative. Notre conviction absolue, c'est que c'est de la toxicologie bactérienne clinique que doit naître l'antitoxine pathogénique spécifique vraiment applicable à la médecine humaine. Immuniser le syphilitique en incubation quand il est encore temps, utiliser la longue incubation de la vérole, saturer graduellement le sang du syphilitique en incubation comme M. Pasteur pour la rage en prenant empiriquement une unité toxique, empoisonner préventivement son sang d'un poison plus toxique que celui du germe syphilitique, qui lève, employer à cette fin les humeurs, les urines; voire le sang stérilisés du syphilitique secondaire, voilà un problème réalisable. Il y a là une question de thérapeutique pathogénique qu'il appartient à l'expérimentation de résoudre comme pour la rage abstraction faite du germe. Ce qu'il faut à tout prix, c'est se débarrasser au préalable du germe pathogène qu'il soit connu ou inconnu. C'est le nœud pratique du problème. Il convient de faire ce que M. Pasteur a fait pour la rage, arriver aux centres de l'économie animale et organique avant l'agent infectieux ou ses produits en variant à la fois le mode et le point d'inoculation. La syphilis comme la diphtérie pénètre par les voies lymphatiques. La route est longue avec la résistance phogocytaire. L'infection locale tend à s'étendre. Il faut couper court et par injection veineuse ou autre déverser dans le torrent circulatoire l'antitoxine pathogénique prophylactique ou curative quand il est encore temps et que l'infection syphilitique naissante diffuse encore une toxine peu toxique. Les humeurs des cancéreux et des tuberculeux irrémédiablement infectés et intoxiqués, qu'on les prenne pendant la vie ou peu de temps après la mort, renferment seules les toxines parasitaires naturelles doublement spécifiques, elles devront être stérilisées pour l'expérimentation d'une même espèce animale à une même espèce animale. On pourra stériliser ces humeurs et en variant à l'infini les expériences apprécier la valeur prophylactique et la valeur curative de ces filtrats antitoxiques. Les excreta sanguins stérilisés ne renferment point les vraies toxines ou antitoxines parasitaires. Elles ont subi l'altération chimique des glandes éliminatrices, sans compter que les excreta stérilisés contiennent en plus des toxines parasitaires déjà altérées, les toxines produites par la vie organique animale. Le sang accumule en vue de l'élimination la toxine parasitaire pure, cette toxine est l'antitoxine parasitaire pure. Aussi le sérum stérilisé du sang devra être transfusé dans la circulation d'un animal sain de même espèce pour savoir si cet animal s'immunise contre la tuberculisation et la cancérisation expérimentale. Cette transfusion du sérum stérilisé du sang cancéreux et tuberculeux sera également faite pour apprécier l'action antitoxique curative du sérum, d'une part sur l'infection cancéreuse et tuberculeuse commençantes et de l'autre sur l'infection cancéreuse et tuberculeuse confirmées. C'est le propre des infections parasitaires d'évoluer sur place, comme les plantes dans la nature. L'évolution vitale fixe se fait où la graine végétale s'est déposée. La « mithridatisation » par le sérum trouvera dans cette loi générale des infections aiguës et chroniques les plus grandes chances de réussite, le sérum étant l'antitoxine doublement spécifique en se servant dans les expériences d'animaux de même espèce. C'est au respect des lois de l'espèce, non pas seulement comme on l'a fait jusqu'ici du côté de la graine, mais surtout et avant tout du côté du terrain, que l'expérimentation devra tous ses succès. La technique microbiologique permettra d'entrer résolument avec Pasteur dans la voie empirique qu'il a inaugurée pour la rage. La prophylaxie curative pathogénique aura d'autant plus de chances de réussir, que l'incubation sera plus longue (rage, syphilis).

Les maladies à incubation sont les maladies infectieuses aiguës et chroniques, l'infection, c'est le parasitisme végétal, c'est-à-dire la fixité au terrain, il faut à tout prix étouffer le foyer parasitaire avec les toxines vraiment spécifiques du parasite, il faut en empoisonnant et vaccinant le milieu sanguin tuer le parasite avec ses propres armes. Les virus créent l'immunité contre eux-mêmes (infection) c'est-à-dire l'invulnérabilité contre leurs propres coups. « Cette propriété est la pierre angulaire de leur prophylaxie et de leur traitement. C'est le plus précieux filon, la plus brillante perspective des maladies spécifiques (1). » Empoisonner les espèces infectieuses avec leur toxines réellement et doublement spécifiques, comme elles s'empoisonnent elles-mêmes tel est le but à atteindre.

(1) Auzias-Turenne

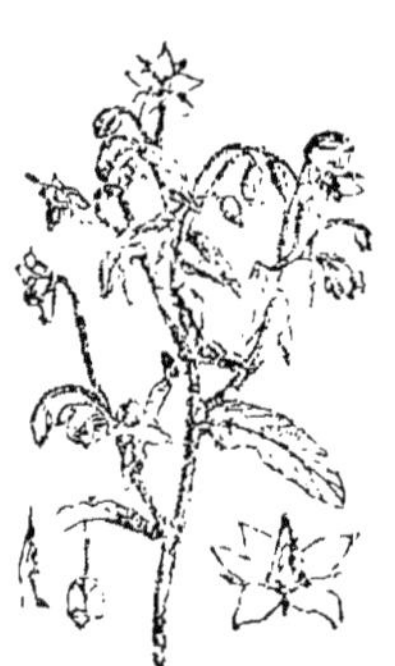

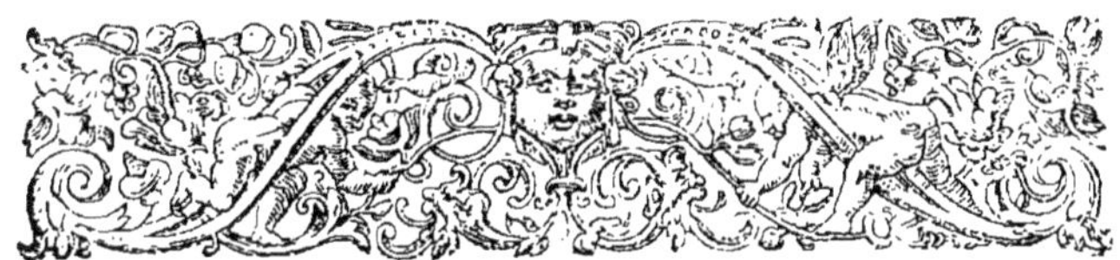

CONCLUSIONS HISTORIQUES

1) « Ce n'est, dit Laennec, qu'en suivant les changements d'aspect de chaque lésion morbide dans des temps et dans des lieux différents qu'il est possible de constater les altérations qui appartiennent à une seule et même maladie. » Bretonneau ne connut point d'autre guide que la savante méthode de Laennec dans ses mémorables recherches sur la diphtérite et la dothiénentérite. Les épidémies de Tours, de la Ferrière et de Chenusson lui permirent ainsi de rapporter à la pseudomembrane, cette fausse escarre l'unité appréciable d'affections pseudogangréneuses variées. L'angine maligne, le croup, le stomacace, etc... sont les manifestations successives ou simultanées d'« une seule et même » maladie : la diphtérite. L'angine scarlatineuse simule l'angine maligne, il l'en distingue, comme du croup il distingue le faux croup en créant la laryngite striduleuse. Les épidémies d'Eure-et-Loir lui permirent de même de rapporter à « une seule et même » furonculose intestinale les trois

variétés de fièvre entéromésentérique, la simple, la boutonneuse, l'ulcéreuse. La lésion varie avec l'époque de la maladie. Il ramène au « furoncle » l'unité des fièvres essentielles, toutes réductibles à une « seule et même maladie », qu'il nomme : la dothiénentérite. — 2). Bretonneau a ramené à « une seule et même maladie » les déterminations variées de la diphtérite ou de la dothiénentérite, comme Laennec a ramené à l'unité les différentes formes de la tuberculose. Si ses découvertes n'appartiennent qu'à lui, sa méthode est de Laennec. Mais à cette méthode il applique le génie d'un naturaliste, qui d'instinct cherche les causes. Ses recherches, comme nous l'avons vu, lui démontrent sur le vivant l'identité de symptômes spéciaux et sur le cadavre l'identité de lésions spéciales. Soumettant le passé à une observation nouvelle, il découvre dans les auteurs de tous temps et de tous lieux la même identité de manifestations spéciales. En clinique et en anatomie pathologique, dans le présent et dans le passé la diphtérite est absolument identique et comparable à elle-même. Des effets aussi spéciaux et identiques ne sont rationnellement attribuables qu'à une cause spéciale et identique : l'espèce qui fait la loi aux phénomènes morbides, comme aux autres phénomènes naturels. Si la diphtérite, la dothiénentérite et la tuberculose forment chacune « une seule et même maladie », c'est que la « pseudomembrane », le « furoncle » et le « tubercule » relèvent isolément d' « une seule et même » espèce nosologique. Ce raisonnement empruntait sa légitimité aux conclusions que Bretonneau tira avec évidence de ses études cliniques, anatomopathologiques et historiques, sur lesquelles nous nous sommes longuement étendus. Ainsi, par assimilation aux autres espèces de la nature fut créée l'espèce nosologique. L'intuition du naturaliste surprit sur le vivant les lois biologiques dans l'évolution des phénomènes morbides. L'anatomie pathologique et l'histoire lui confirmèrent jusqu'à l'évidence la vérité de l'idée. Ainsi fut acquise avant l'heure la spécificité des maladies. 3) — La bactériologie a matérialisé la doctrine de Bretonneau. Les acquisitions nouvelles sont l'éclatante confirmation des anciennes conceptions. La science actuelle remplit les cadres de la doctrine spécifique. L'espèce vague d'autrefois et le virus ont fait place à l'espèce bactérienne et à la toxine. Ces notions positives n'ont fait qu'imprimer une plus exacte précision à la vieille thérapeutique spécifique, créée par l'empirisme. En nosologie le poison prend la prépondérance sur l'espèce : aux seuls poisons tendent à se réduire toutes les espèces de la nosologie et la spécificité vient de plus en plus du poison, dont le rôle grandit et de moins en moins de l'espèce, dont le rôle s'efface. La chimie tend incessamment à réduire de même aux seuls poisons toutes les espèces de la thérapeutique. Ici encore, la spécificité vient de plus en plus du poison, dont le rôle grandit et de moins en moins de l'espèce, dont le rôle s'efface. Ainsi le veut l'évolution de la science, qui en nosologie comme en thérapeutique, dérive des espèces leurs poisons propres et nous explique les propriétés des premières par les propriétés des seconds, explication bien vaine :

Elle recule le problème sans le résoudre. L'empirisme est une nécessité que la nature impose à l'art, par l'indépendance toujours aussi vraie des toxines nosologiques et des toxines thérapeutiques, que des espèces correspondantes. La microbiologie ne lui fait point perdre ses droits. Avec une pathogénie positive il continue à découvrir parmi les nouveaux poisons thérapeutiques révélés par la chimie de nouveaux antiseptiques. C'est lui qui nous fournit toujours les seules et meilleures armes pour combattre l'espèce bactérienne, comme naguère l'espèce indéterminée. Il est à espérer que de la pathogénie naîtra enfin la science thérapeutique véritable, par l'emprunt à l'espèce bactérienne de l'antitoxine spécifique scientifique (et non plus empirique), antitoxine dont l'action nocive se retourne contre l'espèce bactérienne et s'oppose à sa pullulation.

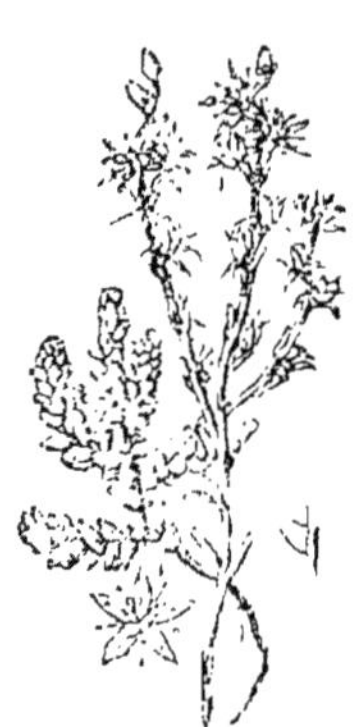

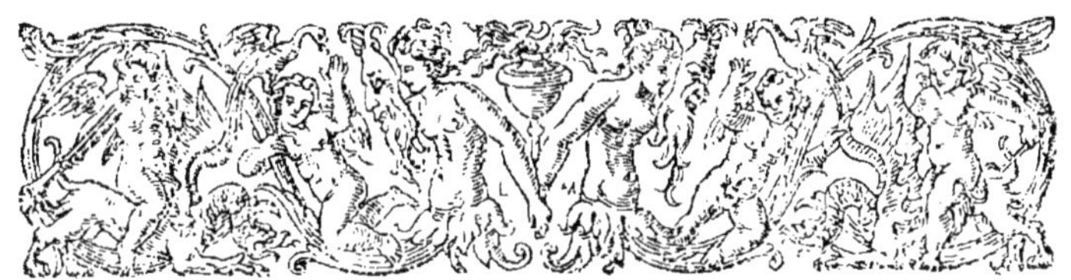

NOTA

Nous avons laborieusement porté tout l'effort de la discussion sur les infections dites médicales. L'infection parasitaire végétale, d'ordre médical, est essentiellement fixe, locale et circonscrite, comme l'infection chirurgicale. Seulement la circulation sème des foyers multiples. Ces foyers se font dans la profondeur d'organes d'une importance souvent vitale (cœur, cerveau, poumon), là est toute la différence. Nous aurions pu passer en revue toutes les infections parasitaires chirurgicales, une à une, pour démontrer la puissante, la tenace, l'invincible fixité du parasite végétal, qui déjoue tous les jours les efforts de la chirurgie. De même en dermatologie la puissante fixité du parasite végétal n'est pas à démontrer, elle saute aux yeux.

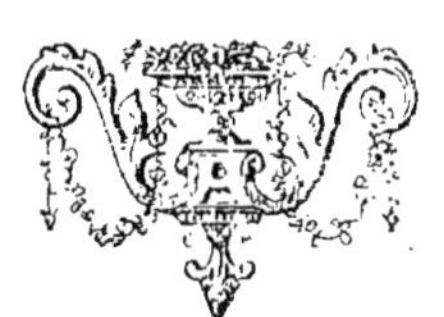

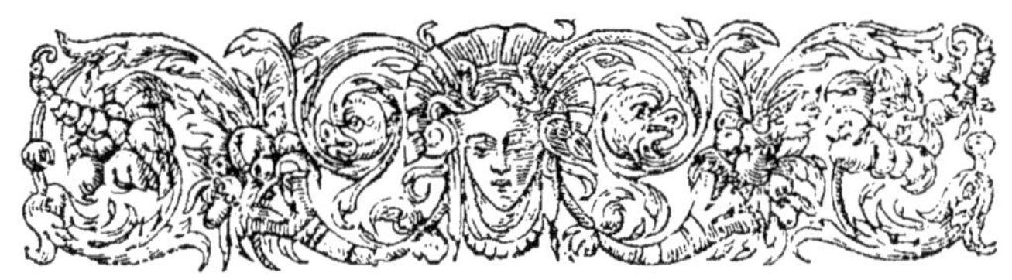

INDEX BIBLIOGRAPHIQUE

1° Œuvres de Bretonneau :

1) *De l'utilité de la compression et en particulier de l'efficacité du bandage de Théden dans les inflammations idiopathiques*, Thèse de Paris, 1815, n° 3.

2) *Des inflammations spéciales du tissu muqueux et en particulier de la diphtérite ou inflammation pelliculaire, etc.* Paris, 1826, in-8.

3) *Notice sur l'emploi thérapeutique de l'alun dans la diphtérite. In Archiv. génér. de médec.*, 1re série, t. III, p. 5, 1827.

4) *Obs. sur le traitement de 6 déviations du rachis*, d'après les procédés du docteur Maisonabe, ibid., t. XV, p. 298, 1827.

5) *Note sur la contagion de la dothiénentérie*, ibid., t. XXI, p. 57, 1829.

6) *Essai clinique sur les fièvres intermittentes.* In *Journal des connaissances méd.. chirur.*, t. I, p. 101, 135, 1833.

7) *Aphorismes cliniques sur la scarlatine*, ibid., p. 267.

8) Fragm. de la traduction de l'ouvrage de Mascagni sur *les vaisseaux lymphatiques* (avec Saclier), in *Mém. de la société méd. d'émulation*, t. I, p. 311, 1798.

2° Œuvres de Trousseau :

1) *Clinique de l'hôtel-Dieu*, 3 vol.

2) Publications diverses.

3) *Traité de matière médicale et thérapeutique* de Trousseau et Pidoux.

3° LABOULBÈNE, *Anatomie pathologique.— Recherches cliniques et anatomiques sur les affections pseudomembraneuses*, 1861.

4° *Cliniques* de MM. les professeurs Peter et Jaccoud.

5° *Correspondance de Bretonneau et de ses élèves*, princip. Velpeau et Trousseau, p. Paul Triaire, 2 volumes.

6° *Traité de médecine* de MM. Charcot et Bouchard, 1 volume.

7° *Thérapeutique des maladies infectieuses* de M. le professeur Bouchard.

8° Publication de Charrin, *Bactériologie et Thérapeutique*.

9° Dr BOURGES, *La Diphtérie*.

10° Dr GAMALEIA, *Les Poisons bactériens*.

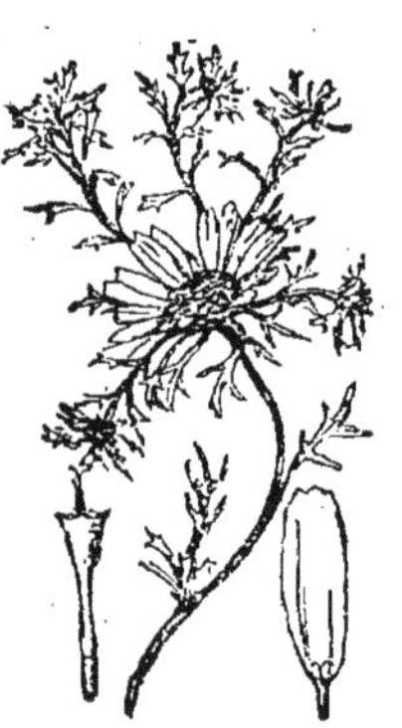

DIJON, IMPRIMERIE DARANTIERE, RUE CHABOT-CHARNY, 65.

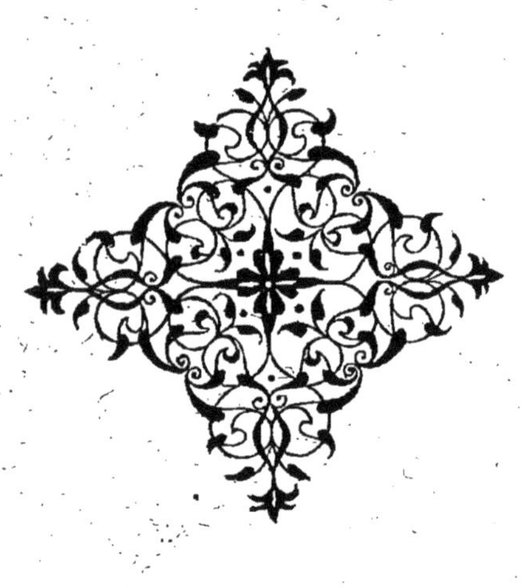

www.ingramcontent.com/pod-product-compliance
Ingram Content Group UK Ltd.
Pitfield, Milton Keynes, MK11 3LW, UK
UKHW021107200726
13857UKWH00003B/1126

9 782011 306876